岩波科学ライブラリー 114

宇宙怪人しまりす
医療統計を学ぶ

佐藤俊哉

岩波書店

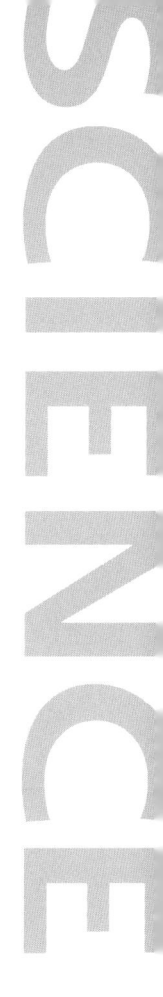

目　　次

宇宙怪人しまりすの誕生

4月 あっちの星からきました……………5

5月 ほんとだ，偶然ですね……………17

6月 飲んだらなおったんだから……………31

しまりす復習ノート1……………41

7月 たばこを吸った人が全員
　　　肺がんになるんじゃないと　……………45

8月 そういわないで統計で
　　　なんとかごまかせませんか……………57

9月 今後の惑星征服の発展に
　　　貢献することができました……………67

しまりす復習ノート2……………79

10月 こういうときには
　　　死亡率を使えばいいんですね……………83

11月 前向き研究ってなにが前向きなの？……………93

12月 みんなオッズ比を
　　　計算すればいいじゃないの……………105

あとがき

イラスト　佐藤恵子

宇宙怪人しまりすの誕生

　昔々，その星はなだらかで木々が生い茂り，地球のりすに似た，しかしりすよりもはるかに巨大な動物,「りすりす」のみが生息する不自然な生態系を持つ星であった．ほとんど唯一ペケニーノのみが支配する惑星ルジタニアのように[1]，ひょっとするとこの星,「りすりす星」もなにものかの手によってテラフォーミング——地球化——された結果だったのかもしれない．

　りすりすにも，地球りすのようにえさを生みだす森が必要だったので，地球りすと同じように進化を遂げた．並行進化である．森を増やすには種をまけばよい．りすりすは，食べ残した木の実を土に埋め，その場所を忘れることで森が増える方向に進化を遂げた．つまり忘れっぽいのである．

　一方で，器用に前足を使い，次第に知性を獲得してりすりすたちも社会生活を営むようになった．村ができ，町になり，そして国ができた．地球と大きく異なる点は，りすりすたちにとってなにかいやなことや争いごとが起こっても，次の瞬間にはみな忘れてしまうので，結果として争いごとはないに等しく，りすりす星はたいそう平和であったことである．たちの悪い病原体なども存在が許されていなかったからか，病気といってもかぜや腹痛程度しかなく，りすりす星は豊かに繁栄していたのである．

　あるとき，りすりす星に一隻(せき)の宇宙船が飛来した．それはり

すりす星をテラフォーミングした種族の末裔がその結果を確認しに来たのか，あるいは文明の兆しを感じとったことによる単なる表敬訪問だったのか，それとも豊かな星を征服してやろうと思ってきたのかもしれない．確かな記録は残っていないが，しられていることは，宇宙船の乗組員たちは，りすりすたちの平和な生活，異質なものに対する友好的な態度，なによりもその平和を愛する暮らしぶりに深く感銘を受けた，ということのみである．

　宇宙船がりすりす星を去るとき，乗組員たちは平和を愛するりすりすたちに贈り物をすることにした．彼らの宇宙飛行や時間旅行に関する高度なテクノロジーの数々をりすりすたちに与え，りすりすたちの知性を向上させる遺伝子操作をほどこしたのだ．ただひとつ，生来の忘れっぽさを取り除くことだけは忘れてしまったようだ．

　ちょっぴり賢くなり，高度なテクノロジーを手に入れたりすりすたちは，宇宙船を建造し大宇宙に乗り出していった．宇宙航海時代の初期にはエンターりすりす号という船が数多くの知性体と出会って大冒険をしたと伝えられているが，なにぶん物忘れはなくなったわけではないので真偽のほどは定かではない．

　りすりすたちが宇宙に乗り出して発見したことは，宇宙には争いごとが多すぎる，ということであった．争いごとが大嫌い，というよりも争いごとの存在自体が許せないりすりすたちは，高度なテクノロジーを利用して争いごとの多い惑星を次々と征服し，平和に統治することを目標とするようになった．

　このためりすりす星では惑星征服学が発達し，争いごとの多

い惑星の征服を目指して，今日も宇宙を駆け巡っているのである．

　そんなりすりすたちにもひとつ困った問題があった．自由な進化を遂げた多くの惑星では，生態系が多様であり，病原菌やウイルスも生態系の中には多数存在し，結果としてさまざまな病気で多くの宇宙人が亡くなっていた．征服した惑星を平和に統治するためには，病気を減らして宇宙人たちを健康に保たなければならなかったが，りすりす星には病気らしい病気が存在しなかったため，病気の原因を探ったり，有効な治療法や予防法を開発して健康増進を目指す学問である「疫学」や「医療統計学」が発展しなかったのである．

　そんなわけで，りすりすたちは，疫学，医療統計学の知識をノドから手が出るほど欲しがっている．これはそんなりすりすとひとりの医療統計家の戦いの物語である．

1) オースン・スコット・カード，『死者の代弁者(上・下)』，ハヤカワ文庫SF，1990．

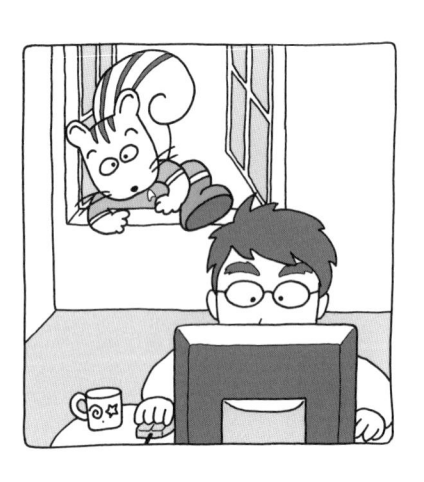

4月　あっちの星からきました

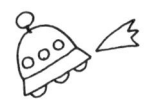

先生：あー，4月になると新入生が入ってきて気分が変わるのはいいんだけど，また講義がはじまって疲れるね．そろそろ帰って一杯やろうかな．

しまりす：こんばんは．

先生：ひぇっ，だっ，だれだ．

しまりす：ぼくは宇宙怪人しまりす，地球を征服しにきました．

先生：あーあ，春になるとこういうの増えるんだよな．ねぇ，きみ，どっからきたの．

しまりす：あっちの星からきました．

先生：あっちって……，それで，先生になんの用かな？

しまりす：実はね，ぼくは大学院で惑星征服の研究をしてるんだけど，大学の講義で「惑星を征服したら，税を徴収するために人民の統計をとる必要がある」って習ったの．

先生：なんだか理にかなってるけど，承服しがたい教えだね．

しまりす：それでね，住民台帳を作った後は「人民は生かさず殺さずで搾り取らないとならないので，人民の健康を守ること．それには死亡率を減少させる対策が重要である．」って習ったの．

先生：動機は不純だけど，いってることは正しいんだよな．

しまりす：でも，ぼくの大学には医療統計を勉強できるところがないので，ここに勉強しにきたんだ．ぼくが地球を征服したら，先生を医療統計大臣にしてあげるからさ，死亡率を減少させる方法のことを教えてよ．

先　生：こういうおかしなのが一番困るんだよなぁ．あのねぇ，きみ……．

しまりす：「しまりす」ってよんでください．

先　生：それじゃあしまりすくん，死亡率って，きみ死亡率のことしってるの？

しまりす：しってるよ，100人中何人亡くなったかでしょ．

先　生：ブー，違います．そんなこともしらないんじゃ，とても地球は征服できないよ．それでは問題をだしますから，よーく聞いてください．それでは第1問．次のうち率はどれでしょう．

第1問　率はどれでしょう？
1) 打　率
2) 離婚率
3) 死亡率
4) 有病率

しまりす：なーんだ，みんな最後が「率」ってなってるから，全部率ですよ．

先　生：ほんとにそうかな？　それでは，第2問です．4名の人たちを1年間追跡して，死亡か生存かを調べたところ，次の図のような結果となりました．この4名の集団の死亡割合

と死亡率はいくらでしょう？

第2問　割合と率

次の4人の集団について，死亡割合と死亡率を計算してください

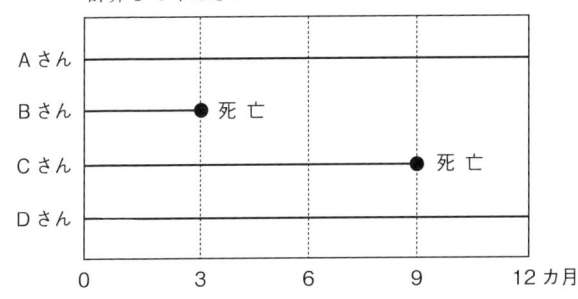

```
Aさん ─────────────────────────
Bさん ──────────● 死亡
Cさん ────────────────────● 死亡
Dさん ─────────────────────────
      0      3       6       9     12カ月
```

しまりす：うーんと，そんなの簡単だよ．4人いて，そのうち2人が亡くなっているんだから，2/4で死亡率は1/2さ．

先　生：それじゃあ，死亡割合は？

しまりす：死亡割合は……，4人いて2人亡くなってるんだから，うーんとうーんと……，わかりました，これは引っ掛け問題ですね．答えはやっぱり1/2です．

先　生：ほほう，きみの大学じゃあそう教えているのかい？困ったことだねぇ．しかたない，地球征服に手を貸すのは癪だけど，今日は死亡率を勉強して帰りなさい．

しまりす：わーい．

先　生：まあ，当分地球はだいじょうぶそうだな．
　さてと，では手始めに比と割合と率の違いをいってみてください．「比」ってなんですか？

しまりす：比って，何対何ってやつでしょう．

先生：あーっ，いいとこいってるね，かなり正解です．では「割合」は？

しまりす：割合は，えーとえーと，わかった，何分の一ってやつだ．

先生：おおっ，いいじゃないの，これもほとんど正解だ．じゃあ最後はむずかしいよ，率ってなんでしょうか？

しまりす：率，率，率はねぇ……，率……，りす……じゃない率……，ZZZ……．

先生：困ったねこりゃ，眠っちゃったよ．これこれ，しまりすくん，起きなさい．しかたないな，とりあえず岩波書店の広辞苑を調べてみようね．

広辞苑を調べてみよう

比：同種類の二つの量A, Bがあって，Bが零でない時に，AがBの何倍に当たるかという関係をAのBに対する比といい，これをA：Bと書く．
割合：物と物との比．歩合．比率．
率：わりあい．ぶあい．

しまりす：わーい，みんなおんなじだぁ，広辞苑ばんざーい．

先生：これこれ，そんなにさわいじゃいけないよ．じつは，「比」と「割合」と「率」は，英語では比はratio，割合はproportion，率はrateっていうんだけど，日本語とおんなじで英語やほかのことばでも混同して使われていて，日常用語では区別がついていないんだ．特に日本語には「比率」，なんていうことばもあって，比率は広辞苑をみると，「二つ

以上の数量を比較したときの割合．比．また，全体の中でその物事が占める割合」と書かれているんだ．

しまりす：チュー，もうぼくにはぜんぜんわかりません．

先　生：もちろん日常的にはそれで不都合が起こらないからいいんだけど，科学の世界では比と割合と率にはきちんと区別があって，それぞれ別な意味で使ってるんだよ．

しまりす：ふーん，そうだったんだ．でもそんなこと学校で習わなかったよ．

先　生：そうなんだ，地球でもそんなこと学校で習わないので，ちゃんと説明しておこうね．まず，比だけど，比はね，みっつの中で一番意味が広いんだ．おおざっぱにいうと，割り算をしたものは全部比なんだけど，科学の世界で比といってるのは，分子と分母が別々なもので，どっちも相手を含まないもののことをさすんだ．

しまりす：ふーん，そう．

先　生：あっ，こいつもうあきてきたな．しっぽの毛づくろいをしはじめた．えーっと，しまりすくんの肥満度はどれくらいかな，肥満度は．

しまりす：し，失礼な，ぼくは肥満してないよ．

先　生：しめしめ，くいついてきた．しまりすくんの身長と体重はいくつかな．

しまりす：しっぽもいれるんですか．

先　生：しっぽはいれなくていいよ．

しまりす：では身長は 164 cm，体重は 60 kg です．

先　生：それじゃあ，しまりすくんの肥満度を測るため Body

Mass Index，略してBMIを計算してみよう．BMIは，体重を，身長の二乗で割るんだけど，身長はメートルに直さないといけないので，60 kg÷(1.64 m×1.64 m)＝22.3 だね．

しまりす：それって肥満なの？

先生：しまった，りすの肥満度なんてしらないよ．うおっほん，いいかい，このBMIは体重を身長の二乗で割ってるよね．

しまりす：うん，そうだね．

先生：体重と身長は別なもので，どっちも相手を含んでいないよね，だから……．

しまりす：あーっ，わかった，これが比なんだーっ．

先生：その通り．BMIは比なんだよ．BMIのほかにも，集団の中の男性の数を女性の数で割ったものは性比といいます．比にはね，一般的には「次元」があります．性比は，男性と女性の違いはあるけど，人数どうしを割ったものなので次元はありませんが，BMIは体重のkgを身長のmの二乗で割っているから，kg/m^2という次元がつきます．

しまりす：それって4次元？

先生：いやその次元じゃないんだけど．そうだ，広辞苑を引いてごらんよ．

しまりす：次元，次元……と，あった．「任意の物理量を，時間・長さ・質量などを基本量とし，定義や法則を利用して，それらの積として表現したもの」とありますね，さすが広辞苑．そっか，単位を掛けたり割ったりしてるから次元なんですね．じゃあ割合は？　先生．

先　生：割合は，一番普通に使っているからわかりやすいと思うけど，分子が分母に含まれる分数です．たとえば，集団の中の男性の数を全人口で割ったものは，男性の割合ですね．しまりすくんは，打率はどうやって計算するかしってるかい．

しまりす：ぼくはヤクルトファンだからしってるよ．安打数を打数で割ったものでしょ，……，あーっ，じゃあさ打率って割合じゃないの？

先　生：ピンポーン，正解です．打率はほんとは割合なんです．割合は分子が分母に含まれているから，次元はないし，必ずゼロから1の間の値となります．有病率も「率」っていっているけど，たとえば「20××年現在の日本の糖尿病有病率」といったら，

$$\frac{20××年4月1日現在の日本の糖尿病患者数}{20××年4月1日現在の日本の全人口}$$

なので，これもほんとは割合のことなんだよ．

しまりす：チュー，ますますわけわかんなくなってきちゃった．どうやら率っていうのが，くせものみたいですね．

先　生：そうなんだよ，しまりすくん．率が一番誤解されているんだ．比と割合はね，とある条件のもとで起こった現象をまとめるのには都合のいい指標なんだけど，その現象がどのくらいの速さで起きているかをまとめるためには役に立たないんだ．

しまりす：ほほぉー，そうすると現象が起きる速さを測るのが率なんですね．

先 生：しまりすくん，よくわかったね．

しまりす：ばかにしないでください，もう率しか残っていないじゃないですか．それくらいぼくだってわかりますよ，ぷんぷん．

先 生：ごめんごめん，ばかにしたわけじゃないんだけど，もともといってることがへんだったものだから，ついその……．それで率だけど．

しまりす：はいはい．

先 生：いやだから，「りす」じゃなくて「率」ね．たとえば化学反応とか死亡とかがどのくらいの速さで起こるのかは，単位時間あたりの速度であらわさないといけないでしょう．それが率なんだけどね，ま，いろんな現象は連続して変化するから，一瞬一瞬の変化率は時間の関数となって，そのことを瞬間的な率といいます．この瞬間的な率を1年間とか1分とかといった時間あたりで平均すると，それは平均的な率となるんだよ．

しまりす：あーぁあ，退屈してきちゃったなぁ．先生，もうそこはいいからさぁ，率にはどんなものがあるのかなぁ，ぼくそろそろ，りすりす星に帰らないと……．

先 生：もう二度とこなくていいんだけどね，いやいや，それはこっちのはなし．日常的にも本来の意味で正しく「率」を使っているのもあるんだよ．たとえばね……．

> **典型的な率の例**
> - 離婚率
>   - 3 分に 1 組の割合で離婚する
> - 反応速度
>   - 物質の量 M の瞬間的な収支
> $$\lambda(t) = \frac{1}{M(t)}\frac{\mathrm{d}M}{\mathrm{d}t}$$
> - 気温の逓減率
>   - 100 m 上昇すると気温が 0.65℃ 下がる

離婚率は単位時間あたりの離婚数だから確かに率だし，化学でよく使う反応速度もそうだよね．反応速度は瞬間的な率の例でもあるね．

しまりす：離婚率はなんで率なのに「3 分に 1 組の割合で」っていうんですか．

先　生：そうなんだよ，しまりすくん．先生はね，テレビのニュースでアナウンサーが「3 分に 1 組の割合で離婚が起きています」っていうたびに頭にきて……，いやいやそんなことはどうでもいいんだ，あのね，率は別に時間に対する変化じゃなくてもいいんだよ．

　山なんかに登ると寒くなるだろう．あれはね，高度が 100 m 上昇すると気温が 0.65℃ 下がるんだけど，しってるだろう．

しまりす：ぼくの星は森ばっかりで平坦なので，山がないの．だからしりません．

先　生：……，きみねぇ，地球までなんできたの．

しまりす：宇宙船．

先　生：だったら，宇宙船で上昇すると寒くなることはしってるだろう……．

しまりす：チュー，そろそろ帰ります．

先　生：あー，やっと帰ってくれるか．でも，その前に復習だ，問題に答えていってもらおうかな．まず第2問はどうかな．

しまりす：これはですね，1年間で4名中2名お亡くなりになっていますから，死亡割合は1/2ですね．

先　生：おーっ，正解です．じゃあ死亡率はどうかな？

しまりす：うーん？　分子の方は2名亡くなられたのは割合と一緒だけど，分母はどうするの？

先　生：率の計算にはいくつか方法があるんだけど，「人年法」で計算してみようか．率は時間の逆数の次元を持つから，分母には時間がこないといけないね．この4人の人たちを観察できた時間を合計してみようか．

しまりす：AさんとDさんは1年間まるまる観察できて，Bさんは1/4年，Cさんは3/4年観察できたから，観察できた時間の合計は3年でしょ．

先　生：うん，これは人間を何年間観察できたかをあらわしているので，「人年」といいます．ほら，輸送の単位で10人が10 km移動したことを「100人キロ」なんていうのとおんなじだね．

しまりす：わーい，りすキロ，りすキロ．

先　生：ふーっ，だからね，人年法による率の計算は，

$$\frac{イベントの発生数}{対象集団の合計観察人年}$$

でできるんだよ．分子の「イベント」というのは，死亡するとか病気になるといった，健康に関連する現象のことなんだ．分母は年単位じゃなくても，人月とか人週とか人日でもいいので，一般的には「人-時間」なんていったりもするよ．それじゃあ死亡率はいくらかな．

しまりす：亡くなられた2名を3人年で割って，3人年あたり2人，100人年あたりに直すと，66.7人ですね．

先 生：しまりすくん，よくできたね．じゃあ最後に第1問，次のうち率はどれでしょう．

しまりす：打率は「安打数÷打数」で，分子が分母に含まれているから割合です．離婚率は単位時間あたりの婚姻数の変化をあらわしているから，まさしく率でーす．死亡率も率でーす．有病率は何人中何人が病気にかかっているかだから，割合です．

先 生：たいへんよくできました．でもね，ひとつだけ注意してほしいのは，日本語でも英語でも「死亡率」は，ほんとうは間違っているんだけど死亡割合の意味で使う場合と，正しく死亡率の意味で使う場合と両方あるんだ．

しまりす：チュー，それじゃあ混乱しちゃうよ，先生．

先 生：でもね，分母をみて，分母が人数だったら割合だし，人-時間だったら率だから，どっちの意味で使っているかはすぐわかるよね．特に，人口動態統計とか生存時間解析では，

ちゃんと「率」として使っているからね．

しまりす：なーるほど，今日はとっても勉強になったなぁ．それじゃあ先生，ぼく，そろそろりすりす星に帰ります．また，地球征服の基礎を教えてね．

先　生：いや，ぼくは医療統計の先生で，地球征服とは関係ないんだけどさ……．

しまりす：じゃあ，先生，また来月きます．

先　生：もう来なくていいよ．

しまりす：さよなら．

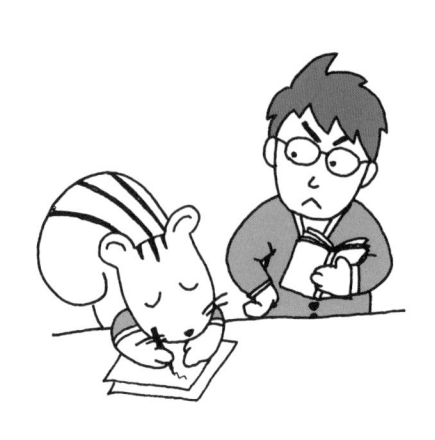

5月　ほんとだ, 偶然ですね

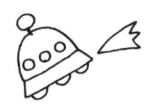

先　生：いゃあ, 今日も一日, 最尤推定量の計算でくたびれたな, そろそろ帰って一杯やろうかな.

しまりす：こんばんは.

先　生：わっ, だれだ, あっ, またきたよへんなのが. もうこないかと思ったのに…….

しまりす：もうこないかと思ってたでしょ, へへっ. ここんとこ, 惑星征服ゼミのレポートで忙しかったからね.

先　生：まさかレポートの課題で惑星征服してるんじゃないだろうな.

しまりす：よくばったら, 惑星こわしちゃった. 地球のときは気をつける, とレポートで考察しておいたんだ.

先　生：あちゃー, やばいな, しまりすくんは. できるだけひきのばして卒業できないようにしてやらないと, ほんとに征服されちゃうかもしれないからな. さっ, さあ, 今日はなんのようかな？

しまりす：先月, 死亡率のことを勉強したので, 日本の都道府県別死亡率を調べてきました. 死亡率の高い県は医療行政にてこ入れしないといけないと思って.

先　生：おっ, いいこというね.

しまりす：なーに，惑星征服の基本ですよ．（先生がっくり）
それでね，死亡率を都道府県別に地図に描いてみました．

都道府県別死亡率の比較

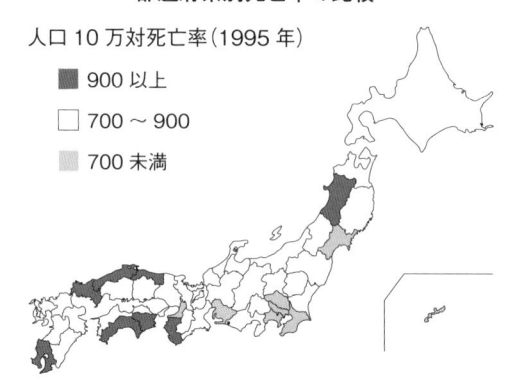

人口 10 万対死亡率（1995 年）
- ■ 900 以上
- □ 700 〜 900
- ▨ 700 未満

人口動態統計の 1995 年の死亡率を厚生労働省統計表データベースのホームページ http://wwwdbtk.mhlw.go.jp/toukei/index.html からダウンロードしたんですけど……．

先　生：へーっ，そんなのどうやってダウンロードしたのよ．

しまりす：だって地球の通信は宇宙船で全部モニターしてるから，必要な情報には簡単にアクセスできるんだよ．

先　生：うーん，そういうところの科学は進んでるんだよなー．医療統計は遅れててよかったなぁ．

しまりす：そうしたらすごいこと発見しちゃった．死亡率の低いところは，東京とその近郊の埼玉，千葉，神奈川でしょ，宮城でしょ，愛知でしょ，大阪でしょ，沖縄以外は大都市ばかりなの．

先　生：ほぉー，いいところに気がついたね．

しまりす：でしょでしょ，それでね，死亡率が高いのは，秋田でしょ，和歌山でしょ，鳥取，島根，山口，徳島，高知，鹿児島って，みんな地方じゃないですか．

先　生：ふんふん，それで．

しまりす：だからね，大都市で病院とか医療機関へのアクセスがよくて，十分な医療を受けられるところは死亡率が低くて，地方の医療機関へのアクセスがよくないところでは死亡率が高い，ってわけ．ということは，ぼくが地球を征服したら，地方にもどんどん病院を作って，道路もばんばん作って，医療機関へのアクセスをよくしようと思うんです．あー，われながらセンスのよさにまいっちゃうなあ．

先　生：結局そこにいくか……．あのねぇ，しまりすくん……．

しまりす：ところで先生，死亡率には人年あたりとか，人月あたりとか時間の逆数の次元があるって先月習ったのに，ここには「人口10万対」って書いてあるの．どして？

先　生：おっ，いい質問だね．それじゃあ，先月の4名の集団の死亡率を復習してみよう．さて，しまりすくん，この集団の死亡率はいくつだったかな？

人口動態統計では？

次の4人の集団について，死亡割合と死亡率を計算してください

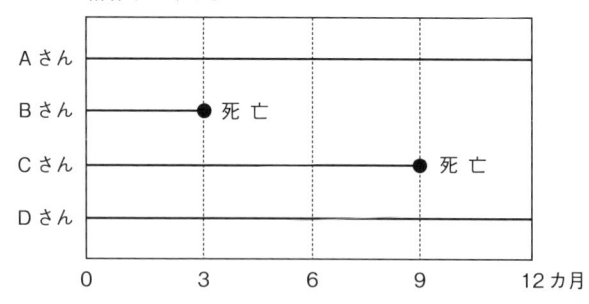

```
Aさん ────────────────────────────
Bさん ──────●死亡
Cさん ──────────────────●死亡
Dさん ────────────────────────────
       0      3      6      9     12ヵ月
```

しまりす：はいっ，2名亡くなって，観察時間の合計は1＋0.25＋0.75＋1＝3人年だから，3人年あたり2名でーす．

先　生：はいよくできました，正解です．それでは，この集団は1年間観察されていますが，ちょうど中間の6ヵ月目に観察されている人数は何人でしょう．

しまりす：はーい，3名です．

先　生：それでは，6ヵ月目の人口を分母にすると，この集団の1年間の死亡割合はいくつになりますか？

しまりす：あれ，やっぱり3分の2で死亡率とおんなじだー，ねぇねぇ，先生，どして？

先　生：うん，それはね，この集団ではBさんが3ヵ月目，Cさんが9ヵ月目と，ちょうど1年の前半と後半に1人ずつ亡くなってるよね．

しまりす：あっ，ほんとだ，偶然ですね．

先　生：(がっくり) あのね，しまりすくん，偶然じゃないん

だよ．

しまりす：ほぉー，そりゃまた偶然ですな．

先　生：漫才やってるんじゃないんだから，ちゃんと聞きなさいよ．いま4名しかいないけれども，もっとたくさんの人がいて，もし1年間を通じて死亡が均等に起きているとすると，年の前半で半分，後半でもやっぱり半分の人が亡くなられます．つまり死亡した人は平均して2分の1人年だけ観察されるから，集団全体の人年は近似的に，

　　1月1日の集団全体の人数 − (0.5×1年間で死亡した人数)

となります．

しまりす：ふーん，それと6カ月目の人口とどう関係があるのかなあ．

先　生：集団全体の人数から，亡くなった人の半分を引くっていうことは，1年間の真ん中では全死亡者の半分が亡くなられてるので，7月1日の人口を分母に使ってもおんなじだよね．この7月1日現在の人口のことを，年央人口ともいいます．

しまりす：へー，じゃあ日本の死亡統計でも年央人口を分母にしてるんですね．

先　生：(さみしそうに) それがねぇ，しまりすくん……．

しまりす：えっー！　そうだったんですか．

先　生：まだなにもいってないよ．じつは日本の人口動態統計では7月1日じゃなくて10月1日現在の人口を分母にした

ものを「死亡率」といっているんだ.

しまりす：へっ，どうして 10 月 1 日なの？

先　生：日本では国勢調査を 10 月 1 日にすることになっててね，それでなんだ.

しまりす：なーんだ，そんなことで先生悲しんでたんですか．じゃあ，ぼくが地球を征服したら，国勢調査は 7 月 1 日にすることにすればいいんでしょ，はっはっはっ.

先　生：はっはっはっ，って……，困ったなぁ．あー，そうそう，地方に病院や道路を整備するっていってたけど，ほんとうにそれで死亡率が改善するのかなぁ.

しまりす：そりゃー，死亡率のグラフをみればあきらかでしょ．いやー，われながら統計のセンスのよさにいやんなっちゃうなぁ，ははっ.

先　生：はぁー，ま，ちょっとこっちのグラフをみてみようね.

都道府県別死亡率と老年人口

人口 10 万対死亡率（1995 年）

老年人口割合

しまりす：なに，これ．

先　生：これはね，日本全国の都道府県別の死亡率と 65 歳以上の老年人口割合を，死亡率を縦軸，老年人口割合を横軸にプロットしたグラフなんだけど，しまりすくん，このグラフからなにが読みとれるかな．

しまりす：えーとね，ごそごそ，2 変量(へんりょう)の関係をグラフにプロットしたものを散布図(さんぷず)または相関図(そうかんず)といいます．

先　生：おいおい，なに統計の教科書を取りだして読んでるんだ．このグラフをなんていうのかじゃなくて，グラフの意味を聞いてるんだよ，意味を．

しまりす：はーい．えーと，死亡率は老年人口が増えるにしたがって，直線的に増加しているように見えまーす．そんなのあたりまえじゃない．

先　生：はい，そのとおりですね，あたりまえです．ということは，大都市の死亡率が低くて，地方の死亡率が高いという事実からは，次の 2 つのことが考えられます．

　ひとつは，しまりすくんがいったように，大都市とその近郊は医療機関へのアクセスがよくて，地方ではアクセスが悪いから死亡率に差がでるのではないか，という「アクセス原因説」．もうひとつは，大都市には働き手である若い人が多く集まり，地方は過疎が進んでお年寄りが多いから，住んでいる人の年齢が違うから死亡率に差がでるのではないか，という「年齢原因説」．

しまりす：ふーん，で，どっち．

先　生：あっ，もうあきてきたな，しっぽの毛づくろいなんか

して．しまりすくん，しまりすくん，それはもうひとつグラフを描いてみるとわかるんだなー．

しまりす：えー，どしてどして．

先 生：それはね，年齢原因説は大都市と地方で年齢構成が違っていることが死亡率が違う原因だといってるんだから，もし仮に全国の都道府県の年齢構成がみんな等しかったとしたら，死亡率はどうなっていたかを計算して，それで死亡率に違いがみられなくなったら……．

しまりす：なるほど，年齢原因説が正しいってことですね．

先 生：そうだよね，それでもまだ大都市の死亡率が低くて，地方の死亡率が高かったら，年齢原因説よりアクセス原因説の可能性が高いってことだよね．

しまりす：でも先生，都道府県の年齢構成が全部等しかったらって，どうやって計算するの．

先 生：うん，そういう年齢構成のことを基準人口とか標準人口ってよんでるんだけど，どういう基準人口を使うかはけっこうむずかしいんだ．だけど，いまは全国の都道府県の死亡率をながめるだけだから，日本全国の人口を基準人口として，もし各都道府県の人口が日本全国と等しかったとしたら，死亡率がいくつになるかを計算してみよう．

年齢調整死亡率の計算

年齢階級	基準人口	死亡率	期待死亡数
85歳以上	S85	R85	S85×R85
80～84歳	S80	R80	S80×R80
…	…	…	…
5～9歳	S5	R5	S5×R5
0～4歳	S0	R0	S0×R0
	合計A		合計B

そのためには，基準人口の年齢階級別人口数に各都道府県の年齢階級別死亡率を掛けて期待死亡数を計算して，それを全部足してやれば，「都道府県の人口が基準人口とおなじだった場合に期待される死亡数」となるから，基準人口の総数で割って，

$$\frac{[基準人口の年齢階級別人口数 \times 年齢階級別死亡率]を全部足す}{基準人口総数}$$

を計算すればいいんだ．上の表の合計Bを合計Aで割ってやればいいね．これを**年齢調整死亡率**といいます．

しまりす：それじゃあ基準人口には1995年の日本の10月1日の人口を使えばいいですね．

先　生：ちょっとまった，しまりすくん．そうしたら，2000年のときはどうするの．

しまりす：そりゃー2000年の10月1日の人口を使うに決まってるじゃないですか．

先　生：じゃあ，1995年と2000年の京都府の死亡率をくらべ

るときにはどうするの？

しまりす：そのままくらべればいいじゃないですか，もう年齢は調整してあるんだから．

先 生：でも1995年は1995年の人口で調整してるし，2000年は2000年の人口で調整してるから，1995年の全国の人口と2000年の全国の人口で年齢構成が違っちゃったら，年齢で調整できてないんじゃないの？

しまりす：チュー，しらない，ぼく．ぼくはそんなのくらべないからいいです，もう．

先 生：だけど，地域をくらべるだけじゃなくて，死亡率の経年変化を調べることも，医療行政や公衆衛生行政を考えるためには重要なんだけどなぁ．

しまりす：ぷんぷん，じゃあどうすればいいんですか，どうすれば．

先 生：日本ではね，昭和60年の年齢構成をもとにして，戦争の影響とかベビーブームの影響で年齢構成がでこぼこしてるから，それを手直しした「昭和60年モデル人口」を基準人口にして，地域比較，年次比較をしているんだ．

昭和60年モデル人口

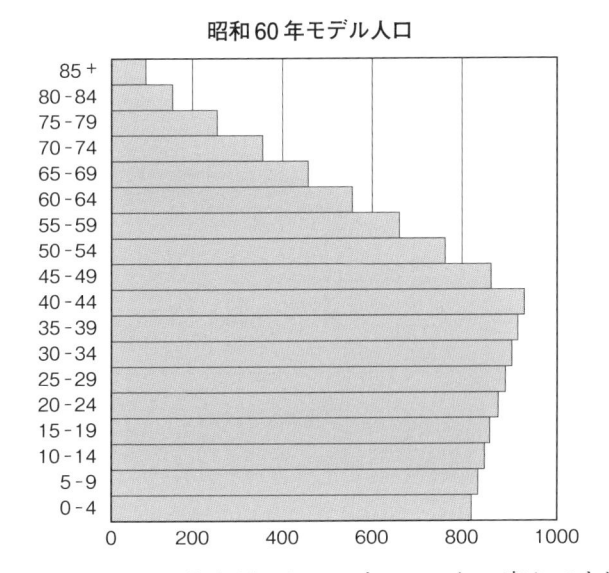

しまりす：ふーん，そうだったんですか．これで安心ですね．じゃあ，この昭和60年モデル人口を使って年齢調整死亡率を計算してみます．

先　生：わざわざ計算しなくても，厚生労働省のホームページからダウンロードすればいいじゃないか．

しまりす：それならそうと，はじめからいってくださいよ．先生も人が悪いなあ．よいしょっと，ダウンロードして，グラフ……と．あれれれれ，きれいに並んじゃいましたね．

年齢調整死亡率と老年人口

人口10万対死亡率（1995年）

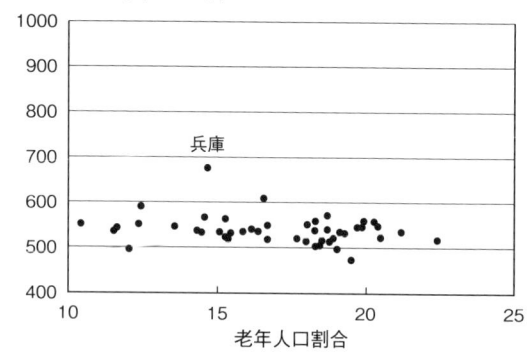

（グラフ：横軸 老年人口割合 10〜25、縦軸 人口10万対死亡率 400〜1000。兵庫県のみ約670と突出し、他県は概ね500〜600の範囲に分布）

先　生：ほーらね，都道府県別のナマの死亡率，粗死亡率っていうんだけど，その粗死亡率の違いのほとんどは年齢構成の違いで説明できるんだよ．

しまりす：なるほど，そうだったんですか……．あっ，でも先生，兵庫県だけ年齢で調整しても死亡率が高くなってますよ．兵庫県には道路と医療施設をばんばん作ったほうがいいという「しまりす仮説」が正しいのではありませんか．

先　生：「しまりす仮説」って，アクセス原因説でしょうが．

こういう統計資料だけをみているとついつい忘れてしまいがちなんだけど，1995年には阪神淡路大震災というとっても大きな地震があって，6432名の方がお亡くなりになったんだ．だから，兵庫県で1995年に年齢調整死亡率がほかの県にくらべて高いのは震災の影響なんだよ．

しまりす：ここに慎んで6432名の方々のご冥福をお祈りします．

先生：なかなかいいところあるじゃないか，ちょっと見直したよ．

しまりす：なんのなんの，「住民の冠婚葬祭に配慮せよ」というのも惑星征服の基本ですから，はっはっは．さてと，「兵庫県には医療施設よりも地震対策」と．

先生：おいおい，そんなことメモするなよ．

しまりす：なにごとも勉強ですから．さあ，今日もよく勉強したから，そろそろりすりす星に帰らなくちゃ．じゃあ先生，また来月よろしくね．

先生：おいおい，そんな約束したおぼえないんだけどな．

しまりす：さよなら．

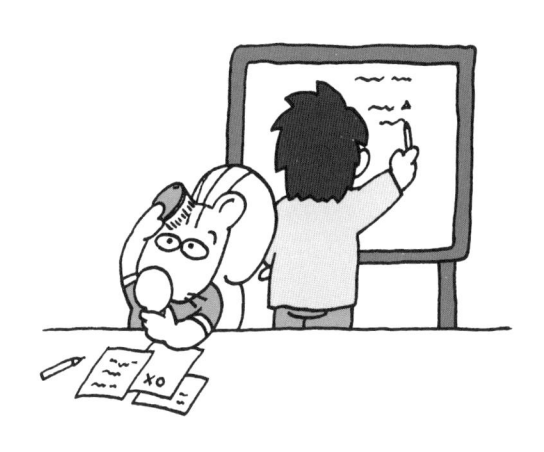

6月　飲んだらなおったんだから

20××年6月1日

　うーげほげほ，みなさんこんにちは，ぼく，すっかり人気者になった宇宙怪人しまりすです．げほごほぐほ．時期はずれのかぜをひいてしまいました．せきがひどく，熱っぽいです．でも今日は惑星征服ゼミの飲み会があるので，それには，はってでもいかないとなにをいわれるかわからないんです．地球にはいいかぜぐすりがあると聞いたので，ヨクナールというのを買ってきて今飲みました．

　さぁー，今日はがんがん飲むでー．おらおらおらー，うーげほがほ．

6月2日

　あー，頭痛い，げほごほ，夕べははしゃぎすぎたかな．かぜも悪くなったみたい，寒気がする．今週はもうおとなしくしてよう．あー，でもゆうべ遊んじゃったから今日はやらなきゃいけないことがいっぱいたまってるんだった，うごがごげほ．レポート書きで徹夜かなぁ，医療統計の勉強しに地球にもいかなきゃならないし．ヨクナール飲んでがんばるかぁ．

6月8日

先 生：いゃあ，今日も1日，講義とゼミでくたびれたな，そろそろ帰って一杯やろうかな．

しまりす：ぶへーくしょい．

先 生：わっ，だっ，だれだ．

しまりす：じゃーん，こんばんは．

先 生：あーあ，もう今月はこないと思ってたのに．

しまりす：ちょっと季節外れのかぜひいちゃって寝てたので，今月はくるのが遅くなっちゃった．でも，ヨクナールを飲んで，ようやく勉強しにこれるようになりました．いやー，ヨクナールはよく効きますね．

先 生：もっとゆっくり休んでればいいのに……．

しまりす：そうはいきませんよ，ゼミのレポート書かなきゃ，卒業できなくなっちゃうよ．

先 生：しまりすくんは卒業できない方が，地球は平和なんだけどなぁ．

しまりす：なにいってるんですか，平和じゃないから征服にきたのに．それにしてもヨクナールって，いいくすりですね．あんなにひどかったかぜが1週間ですっかりなおりましたよ．地球から輸入してりすりす星で売ろうかな，くすりはもうかるっていうし．あっ，そうだ，地球を征服すれば輸入しなくったってぼくのものだ，しめしめ．

先 生：おいおい，統治者が私利私欲に走っていいのかい．

しまりす：はっ，いけない，全体の利益を考えるという惑星征服の基本を忘れるところだった．いやー，ヨクナールはよく

効きますね．
先　生：それはさっきも聞いたけど，ふーん，そう，そんなによく効いたんだ，ヨクナール．
しまりす：このとおり，もうばっちりですよ，はっはっは．
先　生：ほんとにヨクナールが効いたのかなぁ？
しまりす：そりゃーもう，ヨクナールを飲んでなおったんだから，効いたに決まってるじゃないですか．
先　生：ほんとにそーかな，それじゃあ，今日はくすりが効くっていうのはどういうことかを勉強しようか．しまりすくんは，「ヨクナールを飲んだ，かぜがなおった，だから効いた」と思ってるみたいだけど……．
しまりす：だって飲んだらなおったんだから，ヨクナールが効いたに決まってるっしょ．
先　生：じゃあね，もし，しまりすくんがかぜをひいたときにヨクナールを飲まなかったら，かぜはどうなったと思いますか？
しまりす：なおらなかったに決まってるじゃない．
先　生：ほぉー，いつまでなおらないのかなぁ．一生かぜがなおらないわけじゃないよね．
しまりす：そりゃまぁそうだけど，でも，くすりを飲まなかったら1週間じゃ絶対なおらないと思うよ．
先　生：でも10日じゃどう．
しまりす：10日あればなおるかもしれないけど……．
先　生：8日だったら？
しまりす：チュー，だんだん自信なくなってきちゃった．とも

かく，絶対くすりを飲まなきゃ1週間じゃなおらないの．

先 生：つまりこういうことかな．しまりすくんが，6月1日にヨクナールを飲んで，6月8日にはすっかりなおったんだけど，それは「しまりすくんがもし6月1日にヨクナールを飲まなかったとしたら，6月8日までには全然なおっていなかった」と思っているからなんだね．

しまりす：そんなのあったりまえじゃない．

先 生：ということはだよ，もししまりすくんが6月1日にヨクナールを飲まなかったときに，それでも6月8日にはかぜがすっかりなおっていたとしたら，ヨクナールは効かなかった，ということになるよね．

かぜをひいた宇宙怪人

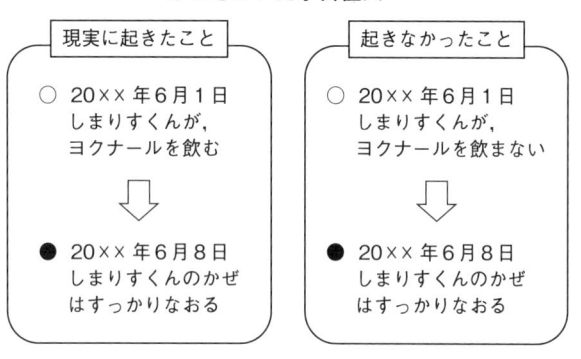

現実に起きたこと	起きなかったこと
○ 20××年6月1日 しまりすくんが，ヨクナールを飲む	○ 20××年6月1日 しまりすくんが，ヨクナールを飲まない
⇩	⇩
● 20××年6月8日 しまりすくんのかぜはすっかりなおる	● 20××年6月8日 しまりすくんのかぜはすっかりなおる

しまりす：うーん，飲まなくてもなおったらそれはそうだけど，そんなことは起こりませんよ．こんな図まで作って．

先 生：でも，しまりすくんはもうヨクナールを飲んじゃったから，「ヨクナールを飲まなかったら，6月8日にかぜがな

おった」かどうかはわからないよね．

しまりす：だってヨクナール飲んだんだから，あたりまえじゃない．

先　生：そうなんだ．だから「しまりすくんが 6 月 1 日にヨクナールを飲んだから，それが原因で 8 日にかぜがなおったのかどうか」は，「しまりすくんが，もし 6 月 1 日にヨクナールを飲まなかったら，8 日にかぜがなおっていたかどうか」がわからないかぎり，判断できないんだよ．つまり，タイムマシンにでも乗って，これから 6 月 1 日にもどってもう一度「ヨクナールを飲まない」という人生を，いや，りすだから「りす生」かな，りす生をやり直さないかぎり，ヨクナールの効き目はわからないんだよ．

しまりす：ふーん，じゃタイムマシンに乗ってやり直してみればいいじゃない．

先　生：ふー，これだから……．あのねぇ，しまりすくん，くすりが効いたかどうかを調べることはね，それはそれはたいへんなことなんだよ．しまりすくんのかぜにヨクナールが効くかどうか調べることひとつをとっても，ヨクナールを飲んだ場合と飲まなかった場合を比較しないといけないんだからね．そんなこと，SF の世界でタイムマシンにでも乗らないと絶対にわからないんだよ．

しまりす：これですか．

先　生：えーなに，これ，これってタイムマシンなの……．こいつには絶対に地球を征服させられないな．なんとかして単位を落とさせて留年させないと．

しまりす：なんかいった？

先　生：えっ，いやこっちの話．いやーすごいね，これがタイムマシンかぁ．こんなの持ってて，りすりす星ではパラドックスは起こらないのかな．

しまりす：ぼくも難しいことはわかりませんが，りすは忘れっぽいのでだいじょうぶらしいよ．それにね，タイムマシンで1日過去にいくのはすっごくエネルギーが必要で，地球の1日の消費エネルギーくらいいるんです．だから，宇宙船の出力では1週間過去にいくのが限度なんですよ．じゃあ，いってきます．

先　生：あっ！　いっちゃったよ，ま，いいか．もう帰ってこなくていいよ．

◇　　　◇　　　◇

20××年6月1日

うーげほげほ，みなさんこんにちは，ぼく，すっかり人気者になった宇宙怪人しまりすです．げほごほぐほ．時期はずれのかぜをひいてしまいました．せきがひどく，熱っぽいです．今日は惑星征服ゼミの飲み会があるので，それには，はってでもいかないとなにをいわれるかわからないんです．でも今日はほんとに調子悪いので，水分を多めにとって，あったかくして早く寝ることにします．

6月2日

あー，まだ節々が痛いけど，昨日よりは調子いいかな．今日

も無理しないで，あったかくしてぽつぽつとレポートでも書いてよ．医療統計の勉強しに地球にもいかなきゃならないから，はやくなおさなきゃ．

6月8日

先　生：いゃあ，今日も1日，講義とゼミでくたびれたな，そろそろ帰って一杯やろうかな．

しまりす：じゃーん，こんばんは．

先　生：あーあ，もう今月はこないと思ってたのに．

しまりす：ちょっと季節外れのかぜひいちゃって寝てたんですが，水分を多めに取って，暖かくして寝てたらすっかりなおってしまいました……って，あれ？　なおったの，ぼく．

先　生：なにわけのわからないこといってるんだい，しまりすくん．

しまりす：いやじつは，かくかくしかじかで……詳しくはこの章を最初から読んでみてくださいよ．

先　生：どれどれ，へー，そういうことだったの．ヨクナール，効いてないじゃないの．

しまりす：へぶへぶ．くすりの効き目を調べるのって，たいへんなんですね．地球では何百人もの人にタイムマシンを使って調べてるんですか？

先　生：困ったな，タイムマシンがないなんていえないし．そうだ，実はね，しまりすくん．地球ではタイムマシンよりも，もっといい方法でくすりの効き目を調べているんだよ．

しまりす：へーっ，すごいですね，地球の科学は意外と進んで

るんだね．ぼくちょっと見直しちゃったな．でどうやるの？
先　生：これです．
しまりす：これってサイコロじゃない．ちょっと，りすだと思ってぼくをばかにしてるでしょっ．タイムマシンがないとできないことを，どうしてサイコロができるのっ．
先　生：ちょっとちょっと，落ち着きなさいよ．くすりの効き目を調べるときに必要なことを整理しようね．

くすりの効き目を調べるには

―― 全員がヨクナールを飲む ――
かぜの人 ⇒ 結　果　調べられる

―― もし全員がヨクナールを飲まなかったら…… ――
かぜの人 ⇒ 結　果　調べられない

　くすりの効き目を調べるためには，かぜをひいた人全員にヨクナールを飲んでもらった場合にかぜがなおるかどうかという結果と，同じ人たち全員にヨクナールを飲まないでもらってかぜがなおるかどうかをくらべないといけないんだけど，全員がヨクナールを飲んじゃったら「全員がヨクナールを飲まなかった場合」はもう，タイムマシンでもないと調べられなかったね．

しまりす：そんなことわかってますよ．
先　生：そこで，20世紀最高の統計家 R. A. フィッシャー先生

は，かぜをひいた人をたくさん集めてきて，この人たちを偶然の要素にもとづいて「ランダム」に半分にわけて，一方にはヨクナールを飲んでもらい，もう一方にはヨクナールを飲まないでもらうことを考えたんだ．

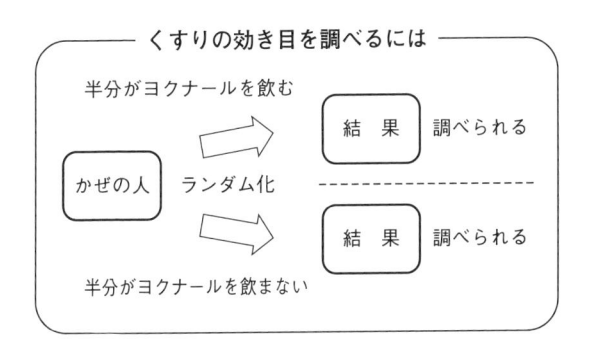

```
┌──────── くすりの効き目を調べるには ────────┐
│                                              │
│      半分がヨクナールを飲む                  │
│              ⇒          ┌─────┐             │
│                         │結 果│ 調べられる  │
│   ┌─────┐               └─────┘             │
│   │かぜの│ ランダム化  - - - - - - - - - - -│
│   │ 人  │               ┌─────┐             │
│   └─────┘    ⇒          │結 果│ 調べられる  │
│                         └─────┘             │
│     半分がヨクナールを飲まない               │
└──────────────────────────────────────────────┘
```

　こうすればさっきと違って，ヨクナールを飲んだときの結果も，飲まなかったときの結果も，調べられるようになるよね．わざわざタイムマシンを使わなくても，コインを投げたり，サイコロを振ったり，最近ではパソコンで乱数を発生させたり，ともかく偶然の要素だけにもとづいて半分にわけるだけでよくて，このことを「ランダム化」といいます．

しまりす：チュー，タイムマシンとサイコロがおんなじだなんて……．

先　生：まあ，完全におなじというわけじゃなくって，ランダムに半分ずつにわけることで，「全員がヨクナールを飲んだ場合」と「全員がヨクナールを飲まなかった場合」のシミュレーションをしてるってことかな．

しまりす：じゃあ，やっぱりタイムマシンを使わないと正確なことはわかりませんね．

先 生：だけど，タイムマシンを使うコストとサイコロを振るコスト，それと見返りにえられる結果を考えたら，サイコロのほうがぐっとコストパフォーマンスがいいと思うよ．

しまりす：ぐっすん，かぜひとつひくのでも，ずいぶん勉強になりました．サイコロ振り振り，りすりす星に帰ります．ふりふりりすりす，なーんてね．また来月，よろしくね．

先 生：きみ，別な意味でもうこなくていいよ．

しまりす：さよなら．

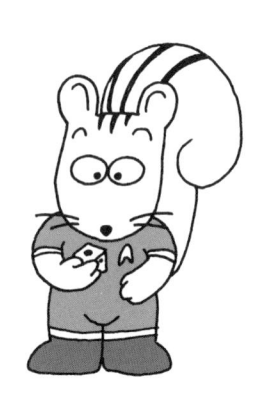

しまりす復習ノート 1

りすは忘れっぽいので，このへんで復習しておかないと，ついていけなくなっちゃうな．さて，死亡率，死亡率．比と割合と率の違いがちゃんとわかっていればだいじょうぶかな．先生から，

Elandt-Johnson, R.C., Definition of rates: Some remarks on their use and misuse. American Journal of Epidemiology, 1975; 102: 267-271.

を読みなさいといわれたんだ．1975年って，こんな昔から比と割合と率の誤用が注意されているのに，まだなおってないんですね．

エラント＝ジョンソン先生は，先生がノースキャロライナ大学に研究にいっていたときにお隣の部屋だったそうです．でも半分引退していたみたいで，大学にはほとんどいなかったんだって．ある日，めずらしくエラント＝ジョンソン先生がいらしていたので，先生があなたの率に関する論文を読んでとっても感心しました，とご挨拶にいったら，とても喜んでらしたそうです．

ふーん，率には「絶対的な率」と「相対的な率」，それから「瞬間的な率」と「平均的な率」があるんだ．「3分に1組のカップルが離婚する」というのは，単位時間あたりの離婚発生数だけを問題としていて，結婚している夫婦が何組いるかとは無

関係なので絶対的な率なのか．でも，反応速度みたいに，物質の量 M のうちどのくらいが変化するのかを測ったのは相対的な率なんですね．

　瞬間的な率というのは，もともと率って変化の速さだから，一瞬一瞬ちがう速さで変化したっていいんだよね．でもって，その瞬間的な率を1カ月とか1年とかで平均したものが平均的な率ってわけだ．死亡率だって，ほんとうはたった今の死亡率と，一瞬後の死亡率はちがうんだけど，それを1年間で平均したのが人年法による死亡率なのか，なるほどね．

　ぼく，地域比較を間違っちゃったけど，よくよく考えてみたら老年人口が多かったら死亡が多くてあたりまえですね．だから，年齢構成が違ったら単純に死亡率を比較することはできない，と．こういうのって，しらないとうっかりまちがえそうだよね．年齢で調整する方法は，基準人口とか標準人口とよばれる人口を使うので，別名「標準化」とも呼ばれているそうです．ぼくが教わった方法は直接法というそうで，ほかにも間接法という標準化の方法があるそうですが，専門的なので，勉強したい人は

Rothman, K. J.,『ロスマンの疫学』，矢野栄二，橋本英樹監訳，篠原出版新社，2004.

を読むといいそうです．

　くすりの効き目も簡単にはわからないんですね．くすりを「使った，なおった，だから効いた」，と思ってしまうのはまち

がいで,「3た論法」というんだそうです．ちゃんと調べるにはタイムマシンがいるなんて思ってもみませんでしたし，サイコロ振ればいいなんて，いやー勉強になりました．ランダム化については

  椿広計，藤田利治，佐藤俊哉編,『これからの臨床試験』，朝倉書店，1999.

がいいそうです．「3た論法」とかおもしろい話がたくさんでています.

7月 たばこを吸った人が全員 肺がんになるんじゃないと

先　生：あー，今日も1日漸近分散（ぜんきん）の計算で疲れたね．おそくなったからうちに帰って一杯やろうか……．

しまりす：じゃーん，こんばんは．

先　生：あーっ，またきた，妙な効果音といい，こんな時間といい，絶対あいつだよ．

しまりす：じゃじゃーん，科学ライブラリーの隠れた人気者，宇宙怪人しまりす参上．

先　生：はいはい，それで今日はなんですか．

しまりす：この間，先生にだまされてタイムマシン使ったら，学長先生に呼びだされて怒られちゃったよ．めったなことで使っちゃいかんって．

先　生：おっ，これで卒業が遠のいたかな？

しまりす：でも，今度からはタイムマシンの代わりにサイコロを振ればいいので，エネルギーを節約できますよって言ったら，もっと地球にいって勉強してこいだってさ．あー，ぼくのセンスのよさにはわれながらまいっちゃうなぁ．

先　生：なんかよけいなことを教えちゃったな．これからは気をつけないと．

しまりす：それでね，ぼくいろいろ考えたんだけどね，もともと地球に勉強にきた目的は，住民の健康増進に努めるためなんですよ．地球を征服した後に税をたっぷり搾り取らないといけないですからね．なかでも病気を予防するには病気の原因をしらないといけないでしょ，だから今日は病気の原因を調べる方法を教えてください．

先　生：しまりすくん，病気を予防するためには原因がわからないといけない，っていうのはちょっと違うんだな．

しまりす：なにいってんの，原因がわからないのに予防できるわけないじゃないの．この間もテレビで「当時はまだ病気の原因も解明されていなかったので，効果的な対策は立てられませんでした」って偉そうなお役人がいってたよ．

先　生：うーん，困ったことだねぇ．疫学では昔から「人―原因―環境」理論というのがあってね，病気はこの3つの要素がそろってはじめて起こる，っていう考え方なんだ．

人―原因―環境 理論

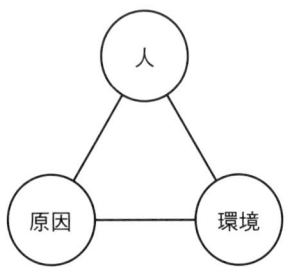

```
        人
       / \
      /   \
    原因――環境
```

しまりすくんは，結核っていう病気をしってるかな．

しまりす：りすりす星にはそんな病気はありませんが，地球の

ことは調べているからしってるよ．あのツベルクリン反応とか，陽性だったらBCGとかするやつでしょ．

先　生：陰性だったら，だよ．結核は結核菌に感染しないと絶対に発病しないから，結核の原因はもちろん結核菌なんだけどね．ところが結核菌があるだけでは結核にならないんだよ．結核菌に感染したって，しまりすくんが健康で栄養たっぷりだったら，結核菌はしまりすくんの免疫に負けてしまうんだ．

しまりす：ふーん，そうなんだ．

先　生：それにね，結核菌がいても，そもそもうつらなければ発病しないから，人口の集中をなくすとか，職場環境を改善して感染の機会を減らすことで予防できるんだ．もちろん抗生物質なんかで原因の結核菌を殺してしまえばなおるんだけど，健康な身体を作る，上下水道を整備して感染経路を断つといった，人の要因と環境の要因を改善することで予防できるってわけさ．

しまりす：へー，人，原因，環境ね．メモしとこうっと．

先　生：だからね，この3つがそろわないと病気にならないから，たとえ原因がよくわかっていないときでも，人の要因と環境の要因をうまく改善できれば，病気が予防できる，っていうのが疫学の考え方なんだよ．

しまりす：なるほど，なるほど．それで病気の原因はどうやってみつけるの．

先　生：こいつ，人の話を全然きいてないな，まったく．普通はね，疫学研究というのを行って病気の原因を調べるんだ．

しまりす：さっきからエキガク，エキガクっていってますけど，

地球では「当たるも八卦，当たらぬも八卦」で病気の原因を調べるんですか？　遅れてるねー．

先 生：いや，だからそれは「易学」，先生の言ってるのは「疫学」．

しまりす：ほほぉう，で，どう違うの？

先 生：疫学というのは，伝染病の予防のために発展した学問なんだ．伝染病はむかしの言い方で言うと「疫病」だよね．疫病の学問だから疫学．いまでは，がんとか心臓病とかといった生活習慣病の原因を調べるためにも使われているんだ．だから，疫学は占いじゃなくて，「か・が・く」．

しまりす：そーだったんですか．で，どうやって調べるの？

先 生：病気の原因を調べるためにはね，先月勉強した薬の効果を調べるのとおんなじ考え方を使えばいいんだよ．

しまりす：えーと，決して忘れたわけではありませんし，これでも復習してきたんですが，ここでもう一度先生に復習していただけるとたいへん学習効果があがるのではないか，とまあこのように考えられるわけですが．

先 生：都合が悪いと急に国会答弁みたいになるんだね．それじゃあ，たばこを吸うと肺がんになるかどうかを調べてみようか．

たばこを吸う先生

現実に起きたこと	起きなかったこと
○ 先生は1日に20本以上たばこを吸っている ↓ ● 20年後，先生は肺がんになった	○ 先生はいままでに一度もたばこを吸ったことがない ↓ ● 20年後，先生は健康である

　先生がヘビースモーカーで20年後に肺がんになったとしようか．でも，ほんとうにたばこが原因で肺がんになったのか，ほかに原因があって肺がんになったのかは，わからなかったよね．

しまりす：はいっ，先生がたばこを吸っていなくても肺がんになったら，たばこが原因じゃないってやつですね．

先　生：そうそう，その通り．そこで，もし先生が今まで一度もたばこを吸ったことがなかったとして，20年後には肺がんなんかにかからず，まったく健康だったら，これは「先生の肺がんは，たばこが原因だった」とわかるわけなんだ．

しまりす：だけど，先生はたばこ飲みだから，いままで一度もたばこを吸っていない先生というのは調べられないわけですね．先月はここですっかりだまされてタイムマシンを使っちゃったけど，もうだまされませんよ．じゃーん，このサイコロを使えばいいんですね．

先　生：えっ，というと．

しまりす：大勢の人を集めて，サイコロを振って，たばこを吸うか吸わないかをランダムに決めて，肺がんになるかどうか20年くらい調べればいいんでしょ．むふー，これで博士号が取れるかもしれないな．

先　生：ちょっとちょっと，しまりすくん，薬の効果みたいに体にいい影響があるだろうとみんなが考えているときは，飲むか飲まないかをランダムに決める，っていうのもいいかもしれないけど，たばこみたいに健康に悪い影響を与えるものは，吸うか吸わないかをランダムに決めて実験するなんて，倫理的に許されないでしょう．動物実験じゃあるまいし．

しまりす：どして？　だって動物実験じゃない．

先　生：かー，もうこれだから．人間は動物じゃないからそんな実験は許されないの．

しまりす：先生こそなにいってんの．りすりす星ではりす以外はみんな動物だから，人間使っていろんな動物実験やってますよ．

先　生：うわっ！　やばいなそれ，やっぱりしまりすくんには地球征服なんかさせられないね．なにされるかわかんないよ．
　うん，いやだからね，動物実験っていっても，あんまり非人道的，じゃない非りす道的な実験をしたら，動物愛護団体が黙っていないでしょう．だから20年もたばこを吸わせて苦しめたりしちゃまずいわけだよ．

しまりす：ふーん，そっか．じゃあ，たばこが肺がんの原因かどうかは調べられないんじゃないの？

先　生：そうなんだよ，しまりすくん．たばこを吸うかどうか

はランダムに決められないから，しかたなく疫学研究では「たばこを吸っているグループ」と「吸わないグループ」を集めてきて，何人が肺がんになるかを調べるんだけど．

　ランダム化ができれば，その結果は「対象者全員がたばこを吸っていた場合」と「おなじ対象者全員がたばこを吸わなかった場合」の比較になって，たばこを吸うかどうかだけを比較できるよね．ヨクナールの効果とか，たばこの影響とかを調べるためには，おなじグループの人たちが，ヨクナールを飲むか飲まないか，たばこを吸うか吸わないかといった，「1つのグループでの2つのことなった条件の比較」をしないといけないんだ．

たばこと肺がんの関係は？

```
┌─ たばこを吸っているグループ ──────────┐
│  ┌──────┐      ┌──────┐              │
│  │喫煙者│  ⇒   │結 果 │ 何人肺がん   │
│  └──────┘      └──────┘ になったか   │
└────────────────────────────────────┘

┌─ たばこを吸わないグループ ──────────┐
│  ┌────────┐    ┌──────┐              │
│  │非喫煙者│ ⇒  │結 果 │ 何人肺がん   │
│  └────────┘    └──────┘ になったか   │
└────────────────────────────────────┘
```

　でも，ランダム化できないと，なにか理由があってたばこを吸っている人たちと，やっぱり理由があってたばこを吸っていない人たちを比較することになるから，さっきと違って，「2つのグループの2つのことなった条件の比較」になっちゃって，たばこを吸う吸わないが肺がんに関係しているのか，

それともたばこはぜんぜん関係なくって，2つのグループのいろんな特徴の違いが肺がんに関係しているのか，区別できなくなっちゃうんだ．
　このことを「交絡(こうらく)」が起きている，っていうんだよ．

しまりす：あーあ，難しくなってきたから帰ろうかなぁ，ぷーっ．

先　生：あっもう飽きてきたな，しっぽの毛づくろいしてるぞ．もう帰ってもらってもいいんだけど，せっかく気持ちよく説明をはじめたのに今帰られたら癪だな．なんとかひっぱらないと．

しまりす：なにぶつぶついってんの，もう帰ろうかな，ぼく．

先　生：だからね，疫学研究の結果をぜんぜん信じないで，いまだにたばこは肺がんの原因じゃないっていう人もいるんだよ．

しまりす：ひゃー，あんな煙もくもく，いかにも体にワルそーなものをですか．

先　生：その理由がね，たばこをたくさん吸ってても肺がんにならない人がいるから，っていうんだよ．

しまりす：たばこを吸った人が全員肺がんになるんじゃないと，たばこが肺がんの原因だ，とはいえないんじゃないの．

先　生：でも，そういう人たちでも「結核菌は結核の原因だ」っていうんだよ．

しまりす：あたり前じゃない．結核菌がいなかったら結核にならないでしょ．

先　生：だけど，さっきいったように，結核菌に感染した人が

全員結核にかかるわけじゃないよね．だから，その人たちの論法でいくと，「結核菌に感染しても結核にならない人がいるから，結核菌は結核の原因じゃない」ってことになるんだけど，そんなことをいう人はいないから，「たばこをたくさん吸っていても肺がんにならない人がいるから，たばこは肺がんの原因じゃない」っていうのはあきらかにおかしいじゃない．

しまりす：なるほど，そういうことですか．どっちでもいいけど．

先　生：疫学研究の結果から，たばこを吸う人は吸わない人にくらべて 10 倍から 30 倍も肺がんになりやすいことがわかっているのに，まだたばこは肺がんの原因じゃないなんていう人がいるのは信じられないよ．ああ，たばこを吸うかどうかをランダムに決めて実験できたら，すぐに証明できるのになぁ．

しまりす：わかりました，先生．ぼくが地球を征服したあかつきには，先生を医療統計大臣にしてやるから，たばこと肺がんのランダム化実験をやりましょう．

先　生：よしっ，やろ……，いやいや，やっぱりだめだよ．あやうくのせられるところだった．

しまりす：わーい，ふりふりりすりす，ランダム化〜．

先　生：困ったな，もうすっかりランダム化するつもりでいるよ．あのねえ，しまりすくん，いくら動物でもそんなに長期間たばこの害にさらすのはまずいよ．星間連盟倫理委員会から処罰されちゃうよ．でもね，たばこと肺がんの関係をラン

ダム化試験で調べる方法がないわけじゃないんだなぁ．

しまりす：へー，そりゃすごいけど，でも健康に害がありそうなものはランダムに決めちゃいけないんでしょ．

先生：たばこを無理やり吸わせるのは，健康に害があって，倫理的に問題だよね．だけど，たばこが原因で肺がんになるのなら，たばこをなくしてやれば肺がんにならないかもしれないよね．

しまりす：おー，禁煙させるんですか．

先生：そうそう，いまたばこを吸っている人をたくさん集めてきて，そのままたばこを吸ってもらうか，禁煙してもらうかをランダムに決めて，肺がんになるかどうかを調べることは倫理的にも許されるよね．

しまりす：これだったら，りすりす星でりすを対象にやってもだいじょうぶだね．

先生：うん，こういう研究を「予防試験」っていうんだ．でもねひとつ問題があってね，たばこを吸うとか，食生活を変えるとかいった，生活習慣を変えてもらうのはかなりたいへんなんだ．アメリカでMRFITっていう，たばこと運動と食生活を改善して心臓病が減るかどうかを調べた試験があるんだけど，MRFITでは禁煙するかどうかをランダムに決めたんだ．

　ところが，「禁煙しなさい」といわれた人たちで実際に禁煙に成功した人は30%いたんだけど，「そのままたばこを吸い続けてくださいね」といわれた人たちのなかでも，このご時世だから20%が禁煙しちゃったんだ．

しまりす：それじゃあ，禁煙グループと喫煙グループといっても，禁煙した人は10％しか違わないじゃない．

先　生：だから MRFIT では禁煙の有効性は示せなかったんだ．

しまりす：でもそんなの簡単だよ，いわれたことは必ず守る服従回路「イエッサー」をとりつければ解決じゃない．

先　生：なんだい，そりゃ．

しまりす：惑星を征服されてもいうことをきかない人に，いうことを聞かせる装置さ．イエッサーがあれば予防試験もバッチリですね．さっそくりすりす星に帰ってレポートまとめようっと．じゃあ先生，また来月よろしくね．

先　生：（うんざりして）もうこなくていいったら．

しまりす：さよなら．

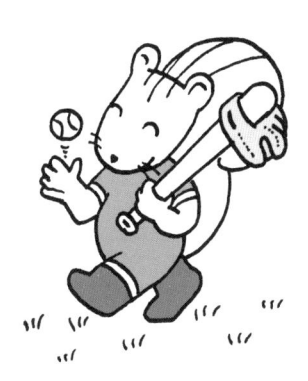

8月 そういわないで統計で
　　　なんとかごまかせませんか

先　生：いゃあ，夏休みだというのに仕事がたまっちゃってくたびれた，そろそろ帰って一杯やろうかな．

しまりす：こんばんは．

先　生：あーあ，またきた，毎月だよ，もう．

しまりす：はぁぁー．

先　生：あれっ，今日はいつもと違って元気がないね，しめしめ単位でも落としたのかな．それとも夏バテ？

しまりす：先生，ぼく困っちゃってさ……．

先　生：やっぱり．それは残念だったね，しまりすくん．

しまりす：えっ，まだなにもいってませんよ．あのねぇ，ぼくのゼミのあかりす先輩が地球で調査をしてたんだけど，困っちゃって．

先　生：あかりすぅ？　地球で調査ぁ？

しまりす：うん，地球の住民の健康を保つにはたばこの影響を調べないといけないんじゃないかって，喫煙者と非喫煙者で心筋梗塞になる人がどのくらいいるかを調べてたの．もうかれこれ5年になるかなぁ，あかりす先輩．

先　生：ははあ，しまりすくんの先輩が留年してるから，いま

のところ地球は平和なわけだ．

しまりす：それでようやく結果がでたんだけど，なんだか思わしくないんですよ．

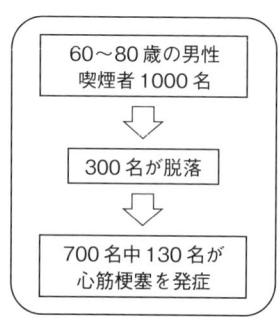

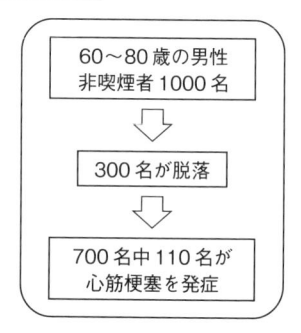

あかりす先輩の調査

```
┌─────────────────┐   ┌─────────────────┐
│ 60〜80歳の男性  │   │ 60〜80歳の男性  │
│ 喫煙者 1000 名  │   │非喫煙者 1000 名 │
└────────┬────────┘   └────────┬────────┘
         ⇩                      ⇩
┌─────────────────┐   ┌─────────────────┐
│   300 名が脱落  │   │   300 名が脱落  │
└────────┬────────┘   └────────┬────────┘
         ⇩                      ⇩
┌─────────────────┐   ┌─────────────────┐
│ 700 名中 130 名が│  │ 700 名中 110 名が│
│  心筋梗塞を発症 │   │  心筋梗塞を発症 │
└─────────────────┘   └─────────────────┘
```

60歳から80歳までの男性で喫煙者1000名と非喫煙者1000名を5年間追跡して，心筋梗塞を発症するかどうかを調べてたんだけど，途中でどっちのグループも300名が「脱落」しちゃって心筋梗塞になったかどうかが調べられなかったの．700名ずつしか調査できなくて，それでもどっちのグループもおんなじ数だけ脱落してるからいいか，と思ったらしいんだけど，結局喫煙者は130名が心筋梗塞になって発症率は18.6％，非喫煙者は110名がなって心筋梗塞発症率は15.7％．あんまり差がなかったの．

あかりす先輩，今年も卒業できないのかなぁー．あれっ先生，なににんまりしてんの．

先　生：えっ，いやいや，こっちのこと．しまりすくん，「心筋梗塞発症率」じゃなくて，「心筋梗塞発症割合」ですよ．

しまりす：あ，そうでした，ごめんなさい．

先 生：でも，なんで差がでなかったんだろうね．脱落した600名の人たちになにか特徴はなかったの？ 年齢とかさ．

しまりす：じゃあちょっと集計してみましょうか．えー，宇宙船，宇宙船，あかりす先輩のデータで脱落者を年齢別に集計して転送してください，どーぞ．あ，きたきた．

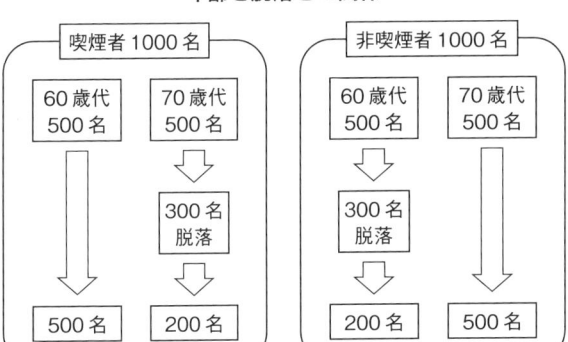

年齢と脱落との関係

```
┌─── 喫煙者1000名 ───┐   ┌─── 非喫煙者1000名 ──┐
│ ┌──────┐ ┌──────┐ │   │ ┌──────┐ ┌──────┐ │
│ │60歳代│ │70歳代│ │   │ │60歳代│ │70歳代│ │
│ │500名 │ │500名 │ │   │ │500名 │ │500名 │ │
│ └──┬───┘ └──┬───┘ │   │ └──┬───┘ └──┬───┘ │
│    │      ┌──▼───┐│   │  ┌──▼───┐    │    │
│    │      │300名 ││   │  │300名 │    │    │
│    │      │脱落  ││   │  │脱落  │    │    │
│    │      └──┬───┘│   │  └──┬───┘    │    │
│ ┌──▼───┐ ┌──▼───┐ │   │ ┌──▼───┐ ┌──▼───┐ │
│ │500名 │ │200名 │ │   │ │200名 │ │500名 │ │
│ └──────┘ └──────┘ │   │ └──────┘ └──────┘ │
└─────────────────────┘   └─────────────────────┘
```

先 生：あらららら，喫煙者グループで脱落したのは全員70歳代の人で，非喫煙者グループのほうの脱落は全員60歳代の人じゃないの．

しまりす：それがどーかしましたか？

先 生：だって，高齢の人ほど心筋梗塞になりやすいから，喫煙者グループでは心筋梗塞になりにくい人ばかり残ってるし，非喫煙者グループでは心筋梗塞になりやすい人ばかりが残ってるんだから，差がなくってもしょうがないんじゃないの．

しまりす：そういわないで統計でなんとかごまかせませんか，

あかりす先輩のためにも．

先　生：さあねぇ，タイムマシンでもあって，しかも脱落するはずの人を強制的に調査できればなんとかなるんだけどね．あれっ，なににんまりしてるの，しまりすくん．

しまりす：あっ先生，ぼくちょっと急用ができたのでまたきます．

先　生：どうしたんだろ，今日は．いっちゃったよ．まだ話の続きがあったのに，まあいいんだけど．あっ，あいつタイムマシン持ってるんだった．あっ，人に強制させる服従回路イエッサーとかもあるんだった，やばいよなあ．

　しょうがない，イノダコーヒーでも飲んで待つか．

　　　　　　　◇　　　　◇　　　　◇

しまりす：じゃーん，こんばんは．先生のおかげであかりす先輩の調査が完璧になりましたよ．これもぼくのお手柄だな．

先　生：わっ，もう帰ってきた．ひょっとしてしまりすくん，またなにか装置を使ったの？

しまりす：へへっ，りすりす星に帰ってタイムマシンで5年前に戻って，脱落するはずの人にイエッサーを取りつけたんだ．

先　生：あーあ，そういう無理な調査をしちゃだめだよ．人権侵害じゃない．

しまりす：そしたら全員を調査できて，すばらしい結果になりました．

喫煙者グループのデータ

	地道に調べた結果		科学の勝利の結果	
	心筋梗塞	合　計	心筋梗塞	合　計
60歳代	50	500	50	500
70歳代	80	200	200	500
合　計	130	700	250	1000
割　合	18.6％		25％	

非喫煙者グループのデータ

	地道に調べた結果		科学の勝利の結果	
	心筋梗塞	合　計	心筋梗塞	合　計
60歳代	10	200	25	500
70歳代	100	500	100	500
合　計	110	700	125	1000
割　合	15.7％		12.5％	

　あかりす先輩が地道に調べた結果では，喫煙者の心筋梗塞発症割合が18.6％，非喫煙者が15.7％とあんまり差がなかったんだけど，ぼくが科学の力で調べたところ，喫煙者25％，非喫煙者12.5％とみごとに2倍も違いがでましたよ．いやー，われながらセンスのよさにいやになっちゃうなぁ．

先　生：だから，そういう危ない調査をしちゃだめだったら，まったく．あのねえ，しまりすくん，まだ話の続きがあったのに飛びだしていっちゃうんだから．今度だってなにもタイムマシンやイエッサーを使わなくたっていいんだよ．

しまりす：じゃあ統計でごまかせたの？

先　生：**ごまかせません**．あっ興奮しておっきい声だしちゃ

った.それはタイムマシンとイエッサーを使えば完璧な調査はできるけど,むだに装置と電力を使ってまた学長先生にしかられてもしらないよ.

しまりす:ふーんだ,ぼく悪くないもん.

先　生:まあいいから宇宙船に命令して,あかりすくんの地道な調査結果を年齢ごとにまとめなおして送ってもらいなさい.

しまりす:へーい.宇宙船,宇宙船,聞いての通りです,どうぞ.

先　生:聞いての通りですって,この会話も全部モニターされてんのか…….

しまりす:はい先生,こうなりました.あれれ？

あかりす先輩の結果を年齢別に

	60歳代の結果		70歳代の結果	
	心筋梗塞	合　計	心筋梗塞	合　計
喫 煙 者	50(10%)	500	80(40%)	200
非喫煙者	10(5%)	200	100(20%)	500
リスク比	2倍		2倍	

先　生:ね,60歳代の対象者だけで喫煙者と非喫煙者を比較すると,心筋梗塞の発症割合,このことを「リスク」っていうんだけど,発症リスクは2倍になってるし,70歳代の対象者だけで喫煙者と非喫煙者を比較しても,やっぱりリスクは2倍でしょう.しまりすくんの強引な調査ではどうだったっけ？

しまりす:喫煙者のリスクが25%,非喫煙者のリスクが

12.5％だったから，やっぱり2倍かな．ねえねえ先生，なんで，どしてこうなるの？ やっぱり統計でごまかされた感じだなぁ．

先 生：それはね，あかりすくんの研究では脱落が起きるかどうかは年齢と喫煙状況だけで説明できたからなんだ．喫煙者グループでは年齢の高い70歳代の人だけが脱落して，非喫煙者グループでは60歳代の人だけが脱落してたよね．この場合は，脱落の原因となっているのは年齢だけだから，年齢別に層にわけて，60歳代の人だけで喫煙者と非喫煙者を比較，70歳代の人だけで喫煙者と非喫煙者を比較してやれば，しまりすくんが無理して調べた結果と同じ，喫煙者の心筋梗塞発症リスクは非喫煙者の2倍，という結果がえられるんだよ．

しまりす：そういうことは早くいってくださいよ．あー，またむだにタイムマシンとイエッサー使っちゃったよ．

先 生：だって，いおうと思ったら，しまりすくん，もういなくなっちゃったんだから．

しまりす：じゃあ脱落が起きていても，脱落の原因がわかれば，いまみたいに原因となっている年齢で層にわけて結果をだせばいいんですね．

先 生：そうそう，そうなんだけど，もうひとつやり方があるんだ．

しまりす：タイムマシンを使うんでしょ？

先 生：(無視して) たとえば喫煙者グループで70歳代の人は200名しか調べられなかったわけだけど，ほんとうはその

2.5倍の500名いたはずだよね.

しまりす:そうですよ.

先　生:だからね,喫煙者グループで70歳代の人には2.5をかけてもとにもどしてやるんだよ.

喫煙者グループの場合
- 70歳代の500名中200名が観察
- ほんとうは70歳代の人は2.5倍いるはず
- 心筋梗塞を発症した80名×2.5＝200名
- もし脱落がなかったとしたら,心筋梗塞は
  - 60歳代　　50名(もともと脱落なし)
  - 70歳代　　200名
  - 合　計　　250名

70歳代で心筋梗塞を発症した人は80名だったけど,この人たちもほんとうはその2.5倍の200名いたはずだから,脱落のなかった60歳代の心筋梗塞50名と足して250名が心筋梗塞を発症していたはず,と考えるんだよ.

しまりす:でも,調査した700名中250名が心筋梗塞になったんだとすると,発症リスクは250÷700＝36％になっちゃいますよ.しまりすの調査では25％だったのに.

先　生:あ,だから70歳代の人全員を2.5倍しないといけないんだ.調査した人も200名×2.5で500名いたと考えるんだよ.60歳代の500名と合計して1000名だから,こうすると喫煙者グループの心筋梗塞発症リスクは25％になるでしょう.おんなじように,非喫煙者グループも,今度は60歳代の人たちを全員2.5倍して70歳代の人たちと合計すると,

対象者は1000名，心筋梗塞発症数は125名となって，発症リスクは12.5%となるんだ．

しまりす：でも先生，わざわざそんなことしなくても年齢別に比較すれば簡単じゃない．

先生：うん，あかりすくんのデータは脱落するかどうかが年齢だけで決まってたから，60歳代と70歳代の2つの層にわけたらうまくいったけど，年齢とか性別とか生活習慣とか，いろいろな要因が脱落に影響しているときに層にわけると，たくさんたくさん層ができちゃってうまくいかないんだ．そんなときでも，ある人が脱落しないで調査される確率がいろんな要因からどのくらいかが計算できればね，たとえば男性で70歳代でお酒をよく飲む人が脱落しないで調査できる確率が25%になったとすると，そういう人は4名中ひとりしか調査できていなくて，ほんとは全部で4名の「男，70歳代，よくお酒を飲む」人たちがいるはずだと計算できるんだ．

しまりす：ふーん，なんでもいいけど今回は無駄足だったってことですね．

先生：でも，脱落のことが勉強できたじゃないの．

しまりす：ぼくはあかりす先輩と違って，調査の時には必ずイエッサーを使うから脱落なんてさせませんよ，はっはっは．

先生：はぁぁー．

しまりす：ところで先生，来月はいよいよぼくの卒業発表会なので，ぜひりすりす星までぼくの晴れ姿を見にきてください．

先生：えー，そんなのいやだよ．

しまりす：それじゃあ，来月迎えにきます，さよなら．

9月 今後の惑星征服の発展に貢献することができました

先生,先生,起きてくださいよ.

先　生：ううーん,もう飲めないよ,はっ,だれだ朝っぱらから.まだ5時じゃないか,まったく…….

しまりす：ぼくですよ,しまりすですよ.早くしないと間に合わないですよ.

先　生：間に合わないって,講義は10時半からだよ.

しまりす：やだなぁ,今日はりすりす大学で卒業発表会があるからぼくと一緒にいくって先月約束したじゃないですか.

先　生：だめだめだめだめ,今日は大事な医療統計の講義がある日だから絶対ダメ.学生さんたち,楽しみにしてるんだから.第一,そんな約束してないよ.

しまりす：もう,先生の講義を楽しみにしてる学生なんているわけないでしょ.うだうだいってないで,はい,これをつけてと…….

先　生：あっ,なんだ,なにをつけたんだこれ,この腕時計みたいな装置はなんだ,とれないじゃないか.

しまりす：それじゃあいきますよ.えーっと,「一緒に来なさ

い」.

先 生：いかない〔イエッサー〕，えっ，なんだ，腕時計が返事したぞ．あっ，いきたくないのに身体が勝手に，あーっ．

◇　　　◇　　　◇

しまりす：さあ，りすりす大学につきましたよ．あっやばい，だいぶ遅れちゃった．もう最初のセッションは終わっちゃってみんな休憩してるよ．あかりす先輩だ，うわー，まずいなぁ，またしょんぼりしてる．今年もだめだったのかなぁ，あかりす先輩．

先 生：ほっ，あかりすくんだめだったのか．あとはしまりすくんさえ卒業できなければ地球は安泰だな，やれやれ．

しまりす：なんかいった？　あっ，学長先生だ，あいさつしなきゃ．

先 生：へーっ，学長先生はみけりすなんだ．さすがにカラフルでかっこいいね．

しまりす：学長先生，今日は地球からぼくの医療統計の先生をお連れしました．

みけりす学長：おおー，これはこれは．しまりすから先生のお噂はかねがね聞いておりますぞ．なんでも，われわれが地球を征服したあかつきには人類を裏切って医療統計大臣にご就任いただけるとか．本日はよろしくお願いいたします．りすりす星は医療統計だけがたいへん遅れているので，学生の発表にいろいろとコメントしてやってください．

先 生：えー，人類を裏切るって，そんな，いや，あのその，

こ，光栄です．

しまりす：学長先生，次のセッションがはじまりますので，ぼくは発表者席にいってます．

みけりす学長：おお，期待しとるぞ．では先生はこちらの席へどうぞ．

司　会：それでは，惑星征服学専攻の卒業発表会を続けます．次の発表者は，太陽系研究分野，宇宙怪人しまりすくん，「従順な地球人のスクリーニングに関する一考察」，お願いします．

先　生：へー，「宇宙怪人」って名字だったのか．だけど「従順な地球人のスクリーニング」って，やっぱりヤバイなここの研究は．

しまりす：宇宙怪人しまりすです，よろしくお願いします．それではスライドをお願いします．

研究の背景・目的

- 惑星征服直後の統治
  - 住民にイエッサーを装着
- 問題点
  - 人口が多いと多くのイエッサーが必要
  - コストがかかる
- 事前に簡単な質問を実施することで
  - 従順な住民と反抗的な住民に分類できないか？

りすりす星は数多くの惑星を征服し，完璧な統治を目指してきましたが，これまでは征服直後の住民の反発を和らげる目的で，住民全員に「イエッサー」を装着させていました．

しかし，人口規模の大きい惑星では大量のイエッサーが必要となり，現在ではイエッサーの生産が間に合わないほどになっています．

そこで，征服前，または征服直後に住民に簡単な質問を行い，それにもとづいて従順な住民と反抗的な住民を選別する，つまり「スクリーニング」できれば，イエッサーは反抗的な住民にのみ装着させればよく，資源の節約ができると考えられます．

先 生：この腕時計みたいなのがイエッサーだったのか……．

しまりす：次のスライドお願いします．

研究対象と方法
- 対象
  - 地球星日本国東京近郊に住む40～60歳の男性サラリーマン100名
- 方法
  - 簡単な質問により従順か反抗的かを判定
  - 難しい命令を下し，命令を守るかどうか
- 解析
  - クロス表に集計し一致度を調べる

そこで，わたしがフィールドとしております地球の日本国，東京近郊に住む，40歳から60歳までの男性サラリーマン100名を対象に調査を実施しました．調査方法は終電まぎわの電車で眠りこけているおじさんたちからランダムに選んだ100名にイエッサーを取り付け，宇宙船に拉致して簡単な質問を実施しました．この得点から，「従順」か「反抗的」か

の2グループに判定し，その後イエッサーを取り外して，命令に従うかどうかを調べました．結果は次の「クロス表」にまとめ，一致度を計算いたしました．

結　果

質問に よる分類	命令を		合　計
	守　る	守らない	
従　順	64	4	68
反抗的	16	16	32
合　計	80	20	100

　この表にお示ししましたように，従順と判定されたサラリーマンで命令を守ったのは64名，また反抗的と判定されたサラリーマンで命令を守らなかったのは16名，ですから一致率，あっ先生がにらんでる，えーごほん，一致割合は，この合計80名を100名で割ってなんと80％というとても高い結果となりました．また，特筆すべきは，質問により従順と判定された68名中94％にあたる64名が命令を守った点であります．

みけりす学長：おお，なんて立派な発表なんだ，こんなみごとな発表はりすりす大学はじまって以来ですぞ．これも先生の教えの賜物ですな．

先　生：はっ，はぁ．うわー，やばい発表だなこれ．

しまりす：次のスライドお願いします．

> **結 論**
> - 一致度は 80% と高く，簡単な質問で従順な住民を十分選別できた
> - 質問で従順と判定された住民の 94% が命令を守った
> - 簡単な質問によって従順な住民を選別することにより，高価なイエッサーの節約と有効利用を促進することができる

　ではまとめます．これまで無制限に使用されていた服従回路「イエッサー」ですが，これからは惑星征服といえどもすりす星市民に対する説明責任があり，むだな使用は避けなければなりません．このためイエッサーを装着しなくてもよい従順な住民を事前に選別するための簡単な質問を作成し，実際に使用してみました．

　その結果，簡単な質問により選別された従順な住民と反抗的な住民の命令服従に対する一致度は 80% と非常に高く，よい成績を示しました．また，この質問で従順と選別された住民 68 名中 94% にあたる 64 名が命令にしたがうことがわかりました．

　以上の結果から，簡単な質問によって従順な住民を事前に選別することによって，高価なイエッサーを節約することができ，今後の惑星征服の発展に貢献することができました．

　以上で発表を終わります．

司 会：それでは，ただいまの発表に対し，討論をお願いします．まず最初に，みけりす学長からお願いします．

みけりす学長：すばらしい，すばらしい発表だった．わたしからはなにもいうことがないので，本日わざわざ地球からお越しいただいた先生から一言おことばをいただきたいと思います．先生，よろしくお願いしますよ．

先　生：えーっ，こんなにうけてるのに批判したらまずいよなぁ．あ，とくにありませんので．

みけりす学長：まあまあそうおっしゃらずに，遠慮しないでどうぞ「意見を述べなさい」．

先　生：あ〔イエッサー〕，やばいやばい，あーもうとまらないよー．えーっ，しまりすくんの発表は命令に従う人であるかどうかをスクリーニングして，簡単な質問で一致度が80％もあったので有効な方法だと結論していますが，ほんとうでしょうか？　そもそも質問なんかしないで100名全員を従順である，と判定したらどうでしょう．

しまりす：そんないいかげんなやり方，だめに決まってるでしょ．

先　生：じゃあ，やってみましょう．

100名全員を「従順」と判定

でたらめな判定	命令を		合　計
	守　る	守らない	
従　順	80	20	100
反抗的	0	0	0
合　計	80	20	100

　100名全員を従順であると判定すると，このうち命令を守

るのは 80 名，反抗的と判定された人はゼロですから，その中で命令を守らない人もゼロ，合計は 80 名ですから，こんないいかげんででたらめな選別をしても一致度は 80% となるわけです．

しまりす：チュー．でもでも一致度はだめでも，従順と判定された 68 名中 94% が命令を守ったのは事実ですからね．

先　生：それでは，「従順と判定された住民 68 名中 94% が命令を守った」ですが，集団検診などで病気にかかっているかどうかをスクリーニングするときには，「陽性」，「陰性」で判定しますので，質問によって従順と判定された人はスクリーニング「陽性」，反抗的と判定された人は「陰性」ということにします．また，命令を守る人は「病気」，命令を守らない人は「健康」とします．そうすると，スクリーニングの用語では「スクリーニング陽性者中病気の人の割合」のことを「陽性予測値（positive predictive value）」といいますが，陽性予測値は集団中の病気の人の割合が変化すると変わるので，スクリーニングを評価するためには適切ではないといわれています．

しまりす：なんで適切じゃないんですか，適切に決まってるじゃないの．

先　生：この調査では，命令を守った人は 80% でしたが，もし命令を守る人が 50% だったとしたら，結果は次の表のようになるはずです．

命令を守る人が全体の 50％

質問に よる分類	命令を		合　計
	守　る	守らない	
従　順	40	10	50
反抗的	10	40	50
合　計	50	50	100

　しまりすくんの調査では陽性予測値は94％でしたが，この表では50名中40名と80％になってしまいました．

しまりす：チュー，そしたらスクリーニングした結果はどう解析すればいいの．

先　生：スクリーニングの評価で一致度や陽性予測値を用いるのは，いま説明したような問題があるので，スクリーニング方法の評価指標としては「感度」と「特異度」をよく使います．

検診・スクリーニングの評価

- 感度 Sensitivity
  - 病気の人の中で検査陽性の人
  - Positive in Disease (PID)
- 特異度 Specificity
  - 健康な人の中で検査陰性の人
  - Negative in Health (NIH)
    ⇐ National Institute of Health (NIH) と憶える

　感度も特異度もスクリーニング結果を横にではなく縦にながめた結果で，感度は「病気の人の中でスクリーニング陽性の人の割合」，特異度は「健康な人の中でスクリーニング陰

性の人の割合」となります．感度，特異度は有病割合に左右されず，しまりすくんのスクリーニング方式は，感度が80％，特異度が80％となっています．もちろんこれらの値は，病気の人の割合が50％でも変わりません．

　スクリーニングでややこしいのは，感度，特異度以外に「偽陽性」，「偽陰性」というよび方があって，縦からみるのか横からみるのかがごちゃごちゃになってしまうんですが，次のように憶えるといいといわれています．特異度は健康な人の中で陰性の人の割合ですから，英語でいうと Negative in Health となります．この頭文字をとると NIH で，疫学，公衆衛生関係者なら誰でもしっているアメリカの National Institute of Health の頭文字と同じですから，NIH と覚えておけばだいじょうぶなんだそうです．

みけりす学長：先生，ご意見ありがとうございました．

司　会：それではこれから審査を行いますので，教官以外の方は退席をお願いします．

しまりす：チュチュー，ぼくの発表がーっ，ぼくの発表がー．先生，ひどいやひどいや．

先　生：そんなこといったって，しまりすくんがイエッサーなんか取り付けるからいけないんだろう．学長先生に命令されたら逆らえないよ．あ，そうそう，さっきの調査だってイエッサーをつけて「あなたは従順ですか」って聞けばいいだけなんじゃないの？

しまりす：ムキー，もうがっくり，大学にいると学長先生に怒られそうだから，地球まで送っていきます．

先 生：もうちょっと発表を聞いていきたいんだけどなぁ．
しまりす：だめです「地球に帰りなさい」．
先 生：あ〔イエッサー〕．もう外してくれよ，これ．

◇　　　◇　　　◇

しまりす：さあ着きました．先生，もしぼくが落第してたら責任とってめんどうみてくださいよ．
先 生：いやだよそんなの．それに合格してるかもしれないじゃないか．
しまりす：合格してたら，先生は医療統計大臣ですよ．
先 生：そ，それもいやだなぁ．
しまりす：どっちにしても，またくるからね．
先 生：もうこなくていいよ．
しまりす：さよなら．

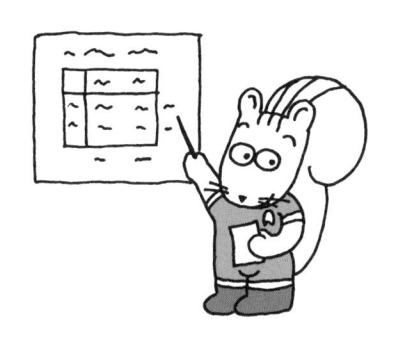

しまりす復習ノート 2

　あーあ，先生のおかげでやっぱり落第してしまいました……．でもぼくだけじゃなくて，「おまえたちの発表はみんな怪しいから，今年は全員留年」だって，学長先生かんかんでした．ぼくには京都にいってもっと医療統計を勉強してくるようにといっていました．でも，京都にいく前にまた復習しとかないと忘れちゃいますからね．

　易学，じゃない疫学というのは医療統計学とふかーい関係にあるそうです．イギリスのジョン・スノウ先生は，コレラ菌が発見される 30 年も前に，コレラ患者の家を一軒一軒回り，注意深い観察にもとづいて「コレラは悪い水でうつる」ことに気がついていたそうです．やっぱり原因がわからなくても対策はたてられるんですね．日本では疫学というと公害問題，あっ，いまは環境問題というそうですが，公害の原因を究明する方法として一躍有名になったそうです．水俣病，イタイイタイ病，四日市ぜん息といった公害病では，企業が排出した汚染物質が近隣住民の健康に大きな影響を与えました．ぼくが地球を征服したら環境問題にも取り組まないといけないな．だれか環境疫学大臣の候補を探しておかなくちゃ．

　そんなこんなで疫学を使って研究をするときに，どうやって対象者を調査したら少ない人数で多くの情報が集められるか，集めたデータをどうやって解析したら間違いのない結果がだせ

るか，データを集めたら脱落していてデータのない人がいたらどうすればいいか，なんていうことを研究するのが医療統計学なんだそうです．

あっ，ちょうど次は脱落の復習だ．

調査をすると対象となった人が途中でやめちゃったり，質問なんかに回答してくれなくてデータがなかったりする「欠測」がよくあるそうですね．イエッサーを使えば簡単なんですけど，卒業発表でも取り上げたように，最近は在庫不足なので征服後の住民に使うのが精一杯で，とても調査までは回ってこないんですよね．だから脱落や欠測がある場合には，その原因を調べて，年齢の高い人ばかり脱落しているとか，女性に欠測が多いとかがわかればいいわけです．

そうすれば，脱落や欠測を起こしている，年齢別に結果をくらべたり，性別に結果をくらべればいいわけです．もっとたくさんの原因で脱落や欠測が起きているとちょっと難しいですが，特別な方法を使って「男性で40歳代でお酒をよく飲む人が脱落しないで調査される確率は25％」とわかれば，4名中1名しか調査できていなんだな，とわかりますよね．

あかりす先輩の調査では対象者が心筋梗塞で病院にかかったら，病院からあかりす先輩のところに連絡がくることになっていました．もし急性の心筋梗塞を起こしてすぐに亡くなられてしまうと，ご本人はもちろんあかりす先輩に連絡できませんし，病院からもあかりす先輩に「だれそれさんは心筋梗塞でお亡くなりになりました」と連絡がきませんから，心筋梗塞の発作で亡くなってしまった人の結果は永遠にわからなくなってしまい

ます．

　そうすると急性の心筋梗塞で亡くなられた人は全員が脱落することになって，心筋梗塞の発生割合が正しく調べられなくなってしまいます．データがないわけですから，その人が急性心筋梗塞で亡くなられたかどうかもわからないので，もうわやですね．こういう，結果と関係した脱落や欠測が起きているととてもやっかいで，もう医療統計でもなんともできないそうです．できるだけ脱落が起きないように，今の場合だと，対象となった方が病気になったりお亡くなりになったら，ご家族の方からあかりす先輩に連絡してもらうなどの対策を考える必要がありますね．

　卒業発表はもうはずかしくてはずかしくて，思い出すのもいやですが，こういった一致度をみる研究は，精密検査をして病気の診断をする場合にくらべて，簡単な検査キットを使って判定するとどうなのか，と日常的にもよくある問題ですよね．こういう分野は疫学の中でも臨床疫学という分野だそうですが，疫学っていってもいろいろあるんですね．簡単な方法で判定した結果と精密検査で調べた結果を縦からみたり横からみたりして，偽陽性，偽陰性といいますが，どっちからみたのかわからなくなっちゃいますね．NIH，憶えておこうっと．えっーと，Negative In Health だから「健康な人の中で検査陰性の人」で特異度でしたね．

　よし，これで京都にいってもばっちりだ．どれどれ念のためもう一度，最初から復習しておこうかな．ふんふん，死亡率と死亡割合ね，ばっちりだなもう．死亡率は分母に時間がくるし，

死亡割合は分母が人数でしょ……. あれー, でも死亡率と死亡割合って, どう使いわけるんだろう…….

10月 こういうときには死亡率を使えばいいんですね

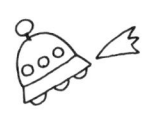

先生：さぁて，講義の準備も終わったし，帰って一杯やるかな．はっ，なにやらただならぬ予感．

しまりす：ばばーん！

先生：あー，この効果音もひさしぶりだなぁ……，ってなつかしがってる場合じゃないぞ．さあ帰ろう帰ろう，今日は帰るんだ．

しまりす：先生，無視しないでくださいよ，せっかくしまりすがもどってきたんだから．

先生：やれやれ，次の電車に間に合うかな．

しまりす：もう，先生のせいで卒業発表落ちちゃったんだから，責任とって医療統計を教えてくださいよ．じゃないとまたイエッサーつけちゃいますよ．

先生：しまりすくんは京都で医療倫理も勉強していったほうがいいね．そんな装置を勝手にとりつけるのは倫理的に問題だよ．

しまりす：だからー，りす以外は動物だからいいんですってば．
　先生，学長先生からしばらく京都で勉強してこいといわれたのでこれからまたお世話になりますけど，ぼくたちりすっ

て，ほら，物忘れが激しいでしょ．だから，前に教わったことを少し復習してもらえると今後の地球征服もスムーズに進むと思うんですよ．

先 生：なんでもしてあげるからさあ，その「地球征服」のところだけやめてもらえないかなあ．

しまりす：そうはいきませんよ，こんな戦争ばっかりしてる野蛮な星，はやくぼくたちが征服して平和な星にしないと，ほかの星に住んでる知的生命体みんなが迷惑しますから．

先 生：すごーくもっともなこといってるんだけど，しまりすくんにいわれるとなんか腹が立つんだよな．

しまりす：それでね，先生．

先 生：「それでね」って，それはどこから続いているのかな．

しまりす：一番最初に死亡率と死亡割合の違いを勉強したんですが，あれはどういうふうに使いわけるんでしょうか．死亡率と死亡割合は意味が違うってことはわかったんですが，実際にどう使ったらいいのかこんがらがっちゃって．こんなことならどっちかにして，いつも死亡率を使うかいつも死亡割合を使えばいいんじゃないかな，なんて．われながらセンスのよさにまいっちゃったりして，はっはっは．

先 生：あいかわらずひねくれた自信だね．わからないならわからないって素直にいえばいいのに．

しまりす：なにかいいましたか？

先 生：いやまあべつに．そうだね，それじゃあ，あかりす5匹としまりす5匹を追跡して死亡状況を調べたところ，次の図のようになりました．「●」はそこで亡くなったことを表

します．それぞれ死亡割合はいくつですか？

2つのグループの死亡状況

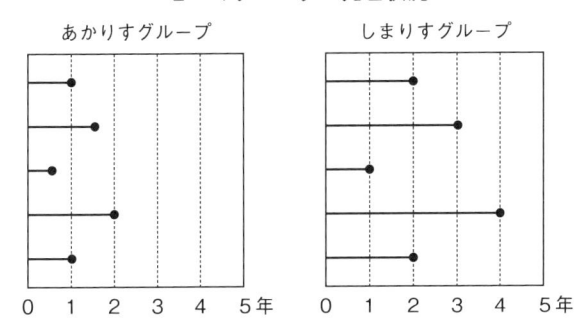

あかりすグループ　　　　しまりすグループ

- **しまりす**：どっちも全員死亡してますから，あかりすグループもしまりすグループも100％死亡で1じゃないですか．
- **先　生**：そうだよね．死亡割合はおなじですが，2つのグループで違っているところはありませんか．
- **しまりす**：だって，死亡割合はおんなじなんだからさ，ぶつぶつ……．あれれっ，しまりすはみんなあかりすよりもだいぶ長生きしてますね．
- **先　生**：いいところに気がついたね．あかりすグループは合計の生存期間が6年ですが，しまりすグループは12年と倍長く生きています．観察期間をうーんと長くすれば，いつかは対象者は全員亡くなるから死亡割合は100％になるけど，この図のように生存期間が2倍違うということは重要かもしれないね．
- **しまりす**：それじゃあ先生，生存期間の平均値をくらべたらいいんじゃないですか．あかりすグループでは6年÷5匹で

1.2年ですし，しまりすグループでは12年÷5匹で2.4年となって，しまりすグループが2倍長生きなことがひとめでわかりますよ．

先 生：そうなんだよ，でもね，次の5匹の生存期間の平均はいくつになるかな？

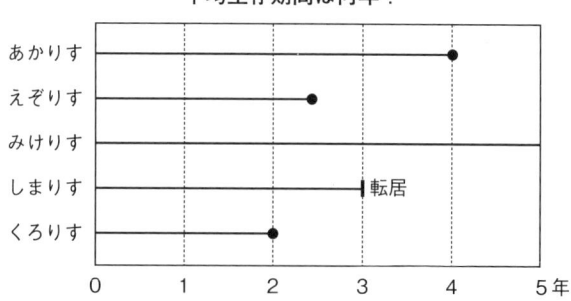

平均生存期間は何年？

```
あかりす ────────────●
えぞりす ──────●
みけりす ──────────────────
しまりす ──────────│転居
くろりす ─────●
         0   1   2   3   4   5年
```

しまりす：あかりす，えぞりす，くろりすには亡くなった●印がついてますけど，みけりすはなんですかこれ．

先 生：これはね，5年間の観察中ずーっと元気だったということなんだ．

しまりす：じゃあもっと追跡しないとだめじゃない．亡くなるまでおっかけないとさ．

先 生：それはそうなんだけど，みけりすさんはこれからまだ100年も生きるかもしれないし，いつまでも追跡し続けるわけにはいかないよねえ．それから，研究をするときには資金や人手には限りがあるし，5年なら5年と観察する期間を設けて研究するのが普通だから，どうしてもこのみけりすさん

のように研究が終わったときには亡くなっていないってことはよくあるんだよ．

しまりす：ほえぇー，困りましたね．あっそうか，こういうときには死亡割合を使えばいいんじゃないですか．そうだそうだ，死亡割合なら……．あれっ，今度はしまりすはなんですか，「転居」とか書いてあるけど．

先生：ああそれはね，みけりすさんの場合は5年間追跡しても元気で長生きだったけど，しまりすさんは研究の途中で引っ越しちゃって，しかもその後ぜんぜん連絡がとれなくて生死不明なんだよ．

しまりす：困るじゃないですか，そんないいかげんなことじゃあ．調査や研究に協力するんなら，ちゃんと最後まで協力してくれなきゃあ．

先生：そんなこといったって協力するかどうかは自由意志だから……，あっ，にんまりしてる．こらこら，こんなことでいちいちイエッサーを使っちゃだめだからね．まったくもう．ともかくね，追跡や観察が終わったときに生存しているりすや，途中で連絡がとれなくなってしまうりすたちは「打ち切り」と呼んでいるんだけど，このりすたちがあとどれくらい生きるのかがわからないと平均生存期間は計算することができないんだよ．

　それから死亡割合もね，しまりすさんの観察期間があと2年残っているけど，この残りの2年間で死亡するかどうかで死亡割合が3/5になるか4/5になるかが変わっちゃうよね．

しまりす：困りましたね，まったく．平均生存期間も死亡割合

も計算できないんじゃあ，どうしろっていうんですか．

先　生：ほかに計算できる死亡の指標はないかな？

しまりす：そんなのあるわけないでしょう，死亡割合だって死亡率だって……．あ，そうだ死亡率は計算できないかな．どれどれ「**4月　あっちの星からきました**」をみて，と．えーと，観察期間の合計で死亡数を割ればいいから，あかりすが4年，えぞりすが2.5年，みけりすが5年，しまりすが3年，くろりすが2年で合計16.5年で，3匹亡くなっているから，3÷16.5＝0.182 と，100りす年あたり 18.2 ですね．

先　生：はいよくできました．

しまりす：わーいわーい．あれ，でもこの死亡率はなにを調べているのかな？

先　生：そうかそれが最初の質問だったね．

しまりす：そうですよ，死亡率と死亡割合の意味の違いを聞きにきたのに，まただまされるところだった．

先　生：地球征服以外はだましているつもりはないんだけど．

しまりす：なにかいいましたか．

先　生：いや，こっちのことこっちのこと．うーんとそれじゃあねえ，最初のあかりすグループとしまりすグループについても死亡率を計算してみようか．

しまりす：はーい，あかりすグループの観察期間の合計は6年，しまりすグループは12年で，どっちも5匹亡くなってるから，あかりすグループが 5÷6＝0.833 で100りす年あたり83.3，しまりすグループは 5÷12＝0.417 で100りす年あたり 41.7 でーす．

先　生：じゃあこんどは死亡率の逆数，$1 \div 0.833$ と $1 \div 0.417$ を計算してみて．

しまりす：めんどくさいなあもう，そういうことはいっぺんに言ってくださいよ．$1 \div 0.833$ は 1.2 で，$1 \div 0.417$ は 2.4 ですよ．あれれ，これって生存期間の平均値だ．

先　生：だって死亡率は，

$$\frac{観察期間中の死亡数}{観察期間中の合計観察期間}$$

でしょ．生存期間の平均値は，

$$\frac{観察期間中の合計生存期間}{観察期間中の死亡数}$$

だから，一番最初の図みたいに全員が亡くなるまで観察できたら，合計観察期間と合計生存時間はおなじになるから，実は死亡率と生存期間の平均値はおなじものを違う見方で調べているだけなんだ．

しまりす：まさに，しまりすマジックですな．

先　生：だから，なんでしまりすマジックなんだよ．ともかく，打ち切りがある場合でも特別な仮定が必要だけど，死亡率の逆数は近似的に平均生存期間として解釈できるんだ．たとえていえば，トヨタの車とニッサンの車のどっちが速いかをくらべるのに，1 万 km のコースを走らせて何時間かかったかをくらべてもいいし，1 時間走らせて何 km 走ったかをくらべてもいいよね．かかった時間を比較するのは平均生存期間

の比較だし，走った距離の比較は速度の比較だから死亡率の比較とおんなじだね．

しまりす：先生，ぼくようやく死亡率の意味がわかりましたよ．感激だなあ．じゃあ今日は，死亡率の意味がわかったのでこれで帰ります．

先　生：ちょっと待った，まだ死亡率と死亡割合をどうやって使いわけるのかはわかってないんじゃないの？

しまりす：やだなあもう，いつも死亡率を使えばいいじゃないですか．

先　生：ほんとにそうかい．人間の妊娠期間は42週くらいなんだけど，22週未満で生まれた子供は生きられないといわれています．それでは，妊娠12週で流産してしまうはずの胎児を，治療によって20週まで延ばすことができるようになったとして，この治療には効果があるかな？

しまりす：りすは30日くらいで生まれるので関係ありません．

先　生：あ，そろそろ飽きてきたみたいだな．まあそういわずに，りすの場合も一緒だからちょっと考えてごらんよ．

しまりす：うーんとうーんと，22週までに生まれても生きられないんじゃ効果はないんじゃないですか．

死亡割合が適切な指標

- 一定期間中にイベントが起きるかどうか
  - これが重要な場合
  - 妊娠22週までに流産が起きるかどうか
- 一定期間中にイベントが起きる時期
  - これは重要ではない

> - 妊娠12週での流産を20週まで延ばせても臨床的な意義は薄い

先生：そうだよね，この場合は流産する過数を延ばす治療法を開発しても臨床的な意義は薄くて，それよりも22週未満で流産が起きないことが重要だよね．こういった「妊娠22週」という期間内に「流産」という健康に関するイベントが起きるかどうかが問題となっているときは，「流産」というイベントが起きる割合が重要なんだよ．

しまりす：じゃあ，死亡だって健康に関するイベントだから，5年間で死亡が起きるかどうかが問題だったら死亡割合を計算すればいいんじゃないの，先生？

先生：おっ，いい質問だね．死亡についても，一定期間中にイベントが起きるかどうかと，イベントが起きる時期について，重要か重要じゃないか考えてみようか．

死亡率が適切な指標
- 一定期間中にイベントが起きるかどうか
  - これは重要ではない
  - 5年を過ぎても死亡は起きる
- イベントが起きる時期
  - これが重要な場合
  - 1年後に起きるはずだった死亡を，治療により4年後に延ばせれば意義はある

しまりす：死亡するかどうかは死亡するまで死亡する可能性があるから……，あーややっこしい．5年間とか期間は関係な

いです．だから，一定期間中に死亡が起きるかどうかはあまり重要じゃないかもしれないですね．

　イベントが起きる時期については，これはたいへん重要です．1年後に起きるはずだった死亡が，治療することで4年後まで延ばせたり，6年後，10年後になったらすばらしいですからね．そっかー，こういうときには死亡率を使えばいいんですね．

先　生：それじゃあ最後に，生存時間と死亡率だけど……．

しまりす：あっいけない，終電の時間だ．それじゃあ，先生お世話になりました，今日はこれで帰ります．

先　生：おいおい，まだ話の途中……．

しまりす：さようなら，またきまーす．

先　生：こらーっ，もどってきなさい．あー，先生の終電が―……．

11月　前向き研究って　なにが前向きなの？

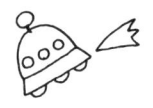

先　生：さーて，今日も遅くまで論文書きでくたびれたな，早く帰って一杯やろうっと．

しまりす：おや，もうお帰りですか．

先　生：わわっ，なんでしまりすくんがここに……．

しまりす：いやだなあ，さっきからここでおとなしく勉強してたじゃないですか．そうだ，ちょうどいいや．先生，いま疫学の論文を読んでたら「オッズ比」というのがでてきたんですが，これなに？

先　生：いや，先生はもう帰るの，帰るといったら帰るの．また終電がなくなっちゃうじゃないか．先生の研究室は「泊まり禁止」だから，この間はタクシーで帰らなきゃならなくてたいへんだったんだからね．

しまりす：まあまあかたいこといわないで，ぼくは終電に間に合ったからいいじゃないですか．

先　生：こいつどこに住んでんだろう．いやいやそんなこと気にしない気にしない．それじゃあ，今日はこれで．

しまりす：それでね，先生，喫煙と心臓病との関係を調べたこんな表なんですけどね．

喫煙と心疾患の前向き研究

喫煙状況	心疾患の発生		対象者数
	あり	なし	
あ り	70(8.4%)	760	830
な し	30(2.6%)	1140	1170
合 計	100	1900	2000

「関連の指標としてオッズ比を求めたところ3.5であった」と書いてあるんだけど，どういう意味だか教えてください．

先 生：なーんだ，そんなことか．それはね……．

しまりす：その前に「前向き研究」ってなーに？ 政治家がよくいってるけど，先生も「前向きに研究させていただきます」なんていってるの，ぎゃはははー．

先 生：やっぱり帰ります．

しまりす：まあまあ先生，そうおっしゃらずに，前向きにいきましょうね，前向きに．

先 生：……，はぁー，こうやって帰れなくなるんだよなあ．

それじゃあしまりすくん，喫煙していると心疾患になりやすいかどうかはどうやって調べればいいんだっけ？

しまりす：さあ．

先 生：「さあ」って，前に勉強したじゃないの．

しまりす：だからさあ，前に教わったところを少し復習してもらえると，今後の地球征服もスムーズに進むかと……．

先 生：あー，わかったわかった，もういいから復習しますよ，復習．

くすりの効果を調べるときも，病気の原因を調べるときも

おんなじなんだけどね，先生がたばこを吸っていて何年か後に心疾患を起こしたとして，さてそれはたばこを吸っていたことが原因だったかな？

しまりす：そりゃー先生がたばこを吸ってたから心疾患になったんだもん，たばこが原因に決まっているじゃないですか．

先　生：さあ，それはどうだったかな．しまりすくんのかぜはヨクナールを飲んだからなおったんだっけ？

しまりす：チュー，タイムマシンを使ったら学長先生に怒られたんだった．いや，だからそれはえーと，先生がたばこを吸っていなかったとして，そのときに心疾患が起きたかどうかがわからないと調べられませんでした．

先　生：はい，その通り．たばこを吸っていない先生が，それでも心疾患になったら，たばこを吸ってても吸わなくても結局心疾患になるんだから，たばこが原因じゃないよね．だからタイムマシンを使わないと，「たばこを吸っている先生が心疾患になったら，その原因はたばこかどうか」はわからないんだったね．

しまりす：でも，ふりふりりすりすランダム化〜，をすればわかりますよ．あっ，いけない，地球じゃ人間でも動物実験しちゃいけないんだっけ．えーっと，しかたがないからたばこを吸っているグループとたばこを吸わないグループを比較するんでしたかな．

先　生：そうそう，だんだん思い出してきたみたいだね．ただね，重要なことは，たばこを吸っている人たちの中で心疾患を起こした人が何人いるかを調べるんじゃだめなんだよ．

しまりす：へー，なんでだめなんですか．

先　生：いまたばこを吸っている人で心疾患を起こした人っていうのは，いつ心疾患が起こったのかわからないよね．1カ月前かもしれないし，5年前かもしれない．もしかすると，心疾患になったからお医者さんに「たばこはやめなさい」っていわれてやめちゃったかもしれない．それから，心疾患で亡くなった人は調べられないよね．

　心疾患になったからたばこをやめた，たばこを吸ってて心疾患になって亡くなった，こんな人たちがたくさんいると……．

しまりす：ほええー，いま心疾患の人ってたばこを吸っていない人ばっかりになりますね．

先　生：そうだよね．だから病気の原因を調べるときには，「いま心疾患になっている」ことよりも「新たに心疾患になる」ことを調べるのがたいせつなんだ．いま心疾患にかかっていることは「有病」，新たに心疾患になることを「発生」と呼んで区別してるんだよ．

有病と発生

- 有病 prevalence
  - 現在病気であるという状態に注目
  - ある時点ですでに病気を持っていること
- 発生 incidence
  - 病気の発生，死亡などの健康に関連するイベントが起きた時点に注目
  - 発症，または罹患(りかん)とも

しまりす：ふーん，有病って役に立ちませんね．

先　生：それがそうでもないんだなあ．厚生労働省が翌年度の疾病対策のための予算を立てたりするためには，「いま，日本にこういう病気の人たちは××人います」という有病者数に関する情報が重要だからね．

　ただ有病者数は，発生率だけじゃなくって，病気になった人がどのくらい亡くなったりなおったりするのかにも影響を受けるし，さっきもいったけど病気を持っていることで生活習慣が変わったりもするから，病気の原因を調べるためには有病よりも発生のほうが重要なんだ．

しまりす：あーあ，オッズはどうしちゃったのかなぁ，ぷーっ．

先　生：あっ，飽きてきたな，しっぽの毛づくろいがはじまったよ．さて，そろそろ前向きに研究させていただこうかなぁ．

しまりす：そうだ，それそれ，前向き研究ってなにが前向きなの？

先　生：たばこと心疾患の関係を調べるためには，心疾患の発生を調べないといけないんだけど，心疾患の発生状況を調べるにはどんな人たちを対象にしないといけないかな．

しまりす：えーとね，まず人工心臓の人は除外しますね．

先　生：きっとりすりす星にはあるんだろうな，人工心臓……．（力なく）それから……．

しまりす：あとはそーですね，あっ，一度心疾患になったらなかなかなおるってことはないですから，いま心疾患の人も外さないとね．

先　生：そうそう，現在心疾患にかかっていない人で将来心疾

患を発生する可能性のある人，を対象にしないといけないよね．こういう人たちのことを「リスク集団」といいます．まだ病気を発生していないリスク集団を追跡して病気の発生状況を調べるので，原因と結果の向きも時間的な順序も前向きなので「前向き研究」といいます．

しまりす：なーんだ，やる気がないから「前向きに研究します」っていうのかと思ってたら，違うんですね．

先 生：(まるで無視して) そして病気の発生が多いか少ないかだけじゃなくって,「どのくらい多いか少ないか」ということを定量的に調べるのが疫学研究のだいじな目的なんだ．

心疾患発生リスク

- 喫煙グループの心疾患発生リスク
  - $70 \div 830 = 8.4\%$
- 非喫煙グループの心疾患発生リスク
  - $30 \div 1170 = 2.6\%$
- 喫煙グループの心疾患発生リスクが高いけど，どのくらい高いの？
- リスクの大きさを定量的に調べよう

しまりす：「定量的」って，なんだか難しそうになってきたから，もう帰ろうかなあ．

先 生：なーにいってんの，しまりすくんの実力なら簡単，簡単，あっという間にわかっちゃうさ．

しまりす：むふー，当然ですよ，はっはっは．

先 生：ああよかった．さて，もう一度最初の表をみてみようか．喫煙グループと非喫煙グループの心疾患発生リスク，あ

っ，健康に関係するイベントが起きる確率のことを「リスク」って呼ぶんだけど，紛らわしいかな．発生割合とおなじことだから，紛らわしかったら発生割合に変えるけど．

しまりす：ぼくはりすだから，リスクのほうがいいかなあ．

先生：???　ま，いいか，じゃあリスクを使うことにするね．喫煙グループでは8.4％，非喫煙グループでは2.6％なので喫煙グループに心疾患が多いことはわかるけど，どのくらい多いかってことを定量的に表すには2つの方法があります．

　ひとつは，喫煙グループと非喫煙グループのリスクの差をとった「リスク差」を定量的な指標として使います．

リスクの差を調べると

- リスク差
  - 喫煙グループと非喫煙グループの心疾患発生リスクの差
- リスク差 = 8.4％－2.6％ = 5.9％
- 喫煙グループ100名と非喫煙グループ100名では，喫煙グループに心疾患の発生が6名多い
- リスクの絶対量の違いを測る

　8.4から2.6をひくと5.8だけど，小数点2位を四捨五入しているので，正確に計算すると5.9％になるんだ．これはたとえば喫煙グループも非喫煙グループもそれぞれ100名ずついたとすれば，喫煙グループに心疾患の人が6名くらい多くいる，っていうことがわかるよね．だから，リスク差を使えばリスクの絶対的な違いを調べることができます．

しまりす：なんだ，簡単じゃない，リスクを引けばいいんだか

ら．

先 生：もうひとつは喫煙グループと非喫煙グループのリスクの，今度は比をとってリスク比を計算します．

リスクの比を調べる

- リスク比
    - 喫煙グループと非喫煙グループの心疾患発生リスクの比
- リスク比 = 8.4% ÷ 2.6% = 3.3
- 喫煙グループは非喫煙グループに比べ，心疾患発生リスクが 3.3 倍多い
- リスクの相対的な違いを測る

しまりす：これまた簡単ですね，リスクを割っただけじゃないですか．ふーん，今度は喫煙グループのほうが心疾患が 3.3 倍多いってことがわかるわけですね．リスクの相対的な違いを調べてるんだ．

先 生：そう，リスク差もリスク比も簡単に計算できて，しかも喫煙グループと非喫煙グループのリスク 8.4% と 2.6% が報告されているだけよりもずっとわかりやすいよね．

しまりす：さーてと，たいへん勉強になったので，ぼくはそろそろ……．

先 生：待ちなさい，まだオッズ比の説明が終わってないよ．そもそもオッズ比のことを聞きたかったんだろう．

しまりす：へぷへぷ，じゃあもう遅いので手短にお願いします．

先 生：「オッズ」っていうのはギャンブラーならよくしってると思うんだけど，競馬なんかで馬券を買ったときに，当たっ

たらいくら払い戻されるのかを示す倍率のことなんだ．

しまりす：りすりす星でも賭け事は盛んなのでしってますけど，それと定量的に示すこととどう関係あるの？

オッズってなに？
- 競馬では
  - オッズとはそのレースに対する馬券の払い戻し倍率のこと
- 疫学では
  - オッズとは健康イベントが起きるリスクと起きないリスクの比
  - 喫煙グループの心疾患オッズは
    $0.084 : 0.916 = 70 : 760 = 0.092 : 1$

先生：うん，実は原理はおなじなんだけど，疫学では健康イベントが起きるリスクと起きないリスクの比のことをオッズっていうんだ．喫煙グループでいうと，心疾患が起きるリスクは8.4％で，起きないリスクは100％－8.4％＝91.6％だから，この比をとって0.092になります．

しまりす：先生，オッズっていちいちリスクを計算しなくても，喫煙グループで心疾患になった人数70名をならなかった人数760名で割ればいいんですね．

先生：そうそう，だから計算も簡単でしょう．それでしまりすくんが質問した「オッズ比」だけど，文字通りオッズの比だから，喫煙グループと非喫煙グループのオッズを計算して比をとればいいんだ．非喫煙グループのオッズも計算すると，30÷1140＝0.026となって，0.092÷0.026＝3.5となります．

しまりす：それはわかりましたけど，オッズ比はどう解釈できるんですか．オッズ比ってなんかを定量的に示してるの？

先 生：さっきリスク比はいくつになったっけ？

しまりす：えーっと，ちょっとまってくださいよ，あっ，3.3だ．あれ，オッズ比の3.5と似てるけどビミョーに違うね．

先 生：いいところに気がついたね．もう一回リスク比とオッズ比を整理してみると，

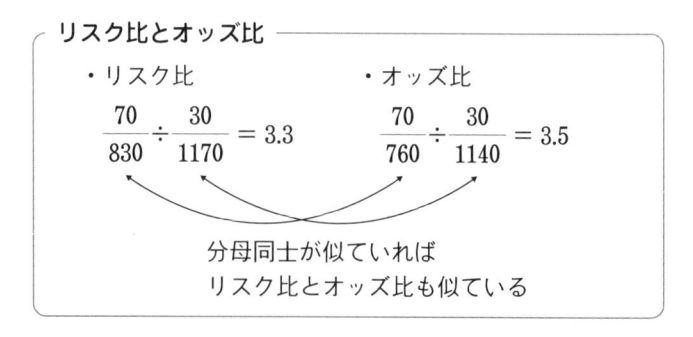

リスク比とオッズ比

・リスク比　　　　　　・オッズ比

$$\frac{70}{830} \div \frac{30}{1170} = 3.3 \qquad \frac{70}{760} \div \frac{30}{1140} = 3.5$$

分母同士が似ていれば
リスク比とオッズ比も似ている

喫煙グループも非喫煙グループも，リスクの計算とオッズの計算で，分子の心疾患になった人数は一緒だよね．だけど，分母が対象者全員か，心疾患にならなかった人数か，がちょっと違うんだ．だから，対象者全員の人数と心疾患にならなかった人数があんまり違わない，つまり心疾患の発生頻度が小さければいいんだけど，そのときにはリスク比とオッズ比はよく似た値になるってことだね．

しまりす：なーんだ，リスク差にしてもリスク比にしても，「リスクの大きさを定量的に調べる」なんて難しそうにいうからなにかと思ったら，こんなに簡単だし，オッズ比だって

たいしたことないじゃないですか．もっとやさしく話してください よ，やさしく．

先 生：はいはい，「前向きに検討いたします」，なーんてね，あっはっは．

しまりす：ピュー，なんだか急に寒くなってきたのでぼくこれで帰ります．

先 生：あっ，まだ後ろ向き研究ってのがあるんだけ……．

しまりす：それじゃまたきますので，よろしくー．

先 生：こらー．あっ，また終電がぁ……．

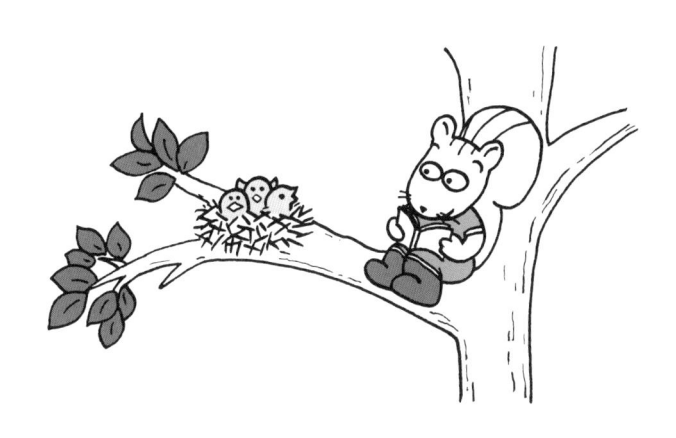

12月 みんなオッズ比を計算すればいいじゃないの

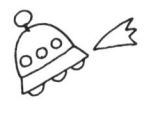

先生：さあ今日も一日研究，研究っと，おはよう，やあおはよう．

しまりす：おはようございます．

先生：おはよう，しまりすく……，えっ，なんでしまりすくんがここにいるの？

しまりす：しばらく京都にいますっていったら，この机を使ってもいいって，秘書さんにいわれたの．

先生：あちゃー，だめだよそんなこと勝手に決めちゃあ．
　ん，「しばらく京都にいる」って，どういうことかな？

しまりす：だからこの間いったじゃないですか，学長先生からしばらく京都で勉強してこいっていわれた，って．

先生：だからって朝からいることないじゃないか，いつも夜きてたくせに．

しまりす：だってこの間帰るとき，「まだ後ろ向き研究が」って先生叫んでたじゃないですか．もう気になって気になって，夜も寝ないで考えてたんですよ．

先生：どうせ昼寝してたんでしょ，まったく調子いいんだから．しかたない，後ろ向き研究の話をしたら帰ってくれよ．

しまりす：はーい．

先　生：返事だけはいいんだから．それじゃあ，前向き研究の復習からいこうか．この間の表をみせてごらん．

しまりす：えーっと，ごそごそ，ありました．これですね．

喫煙と心疾患の前向き研究

喫煙状況	心疾患の発生		対象者数
	あり	なし	
あり	70(8.4%)	760	830
なし	30(2.6%)	1140	1170
合計	100	1900	2000

先　生：なんだこりゃ，きったないノートだな．宇宙船からきれいな表を送ってもらいなさいよ．

しまりす：しばらく京都にいるんだから，宇宙船はりすりす星に返すように学長先生にいわれちゃって．そんなわけで，いまは下宿生活してるんだからこれでがまんしてください．

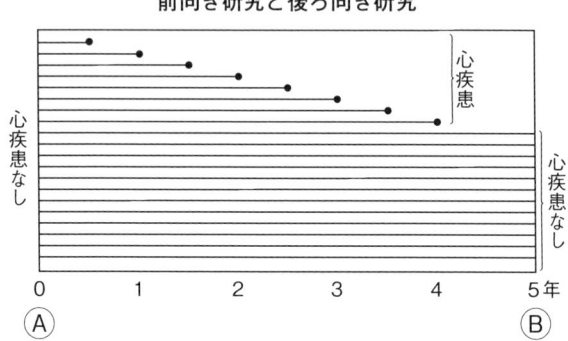

前向き研究と後ろ向き研究

先 生：下宿？　それで電車で……，いやいや深入りしちゃだめだ，さてと．

　この研究では，まだ心疾患になっていない 2000 名のリスク集団を，研究をはじめるとき，図の Ⓐ のところだね，Ⓐ で喫煙しているかどうかで 2 つのグループにわけて，喫煙グループ 830 名，非喫煙グループ 1170 名について，図の Ⓑ まで 5 年間前向きに追跡して，それぞれのグループで何名が心疾患になったかを調べたものでしたね．

しまりす：はい，それで喫煙グループは 70 名が心疾患になって，非喫煙グループは 30 名が心疾患になりました．

先 生：こういう研究のやり方を前向き研究といいましたが，疫学ではグループのことを指す昔のことば「コホート」というのを使って，「コホート研究」といいます．このコホート研究では，研究が開始する Ⓐ から研究が終了する Ⓑ まで，時間の流れも，喫煙から心疾患という因果関係の方向も，Ⓐ → Ⓑ という前向きに動いているんだったね．

しまりす：じゃあ後ろ向き研究というのは，Ⓐ から Ⓑ まで後ろ向きに動いて研究するんですか．りすは後ずさりできないから，足がつりそうだね．

先 生：もうきみは帰っていいよ．

しまりす：後ろ向きでですか？

先 生：（怒り度 47 ギドリルの顔をしている．）

しまりす：まあまあ先生，大魔神みたいな顔して朝からかっかしないでほら，コーヒー入れたから気を取り直してください．いやあ，この研究室のコーヒーはイノダコーヒーだからおい

しいなあ，ずずっ．

先　生：ますます腹が立ってきたけど，ああ，でもイノダコーヒーはいい香り……，はっ，だれが勝手にコーヒー飲んでいいっていったんだ．

しまりす：秘書さんが，コーヒーはここにありますからって，教えてくれたよ．ぼく，コーヒー大好きなんだ，あーおいしい．なんかおやつはないの．

先　生：むきーっ，説明がすんだら後ろ向きに歩いて帰ってもらおう．

　この研究では実際にⒶからⒷに向かって研究が進んだだけどね，まったくおなじ2000名の対象者について，今度はⒷから研究をはじめることを考えてみようか．

しまりす：先生，でもⒷではもう2000名の対象者のうち100名が心疾患になっているから，心疾患になっていない人は1900名しかいませんよ．Ⓑから研究をはじめるって，この1900名の人たちを喫煙か非喫煙かにわけて，また追跡するってことですか．

先　生：あー，おしい．心疾患になっていない人たちは1900名だけどさ，残りの100名の人たちはどうなったの？

しまりす：5年の間に心疾患になったに決まってるじゃない．

先　生：そうだよね，そしたらさ，Ⓑからまた前向きに研究をはじめるんじゃなくってね，Ⓑでもう心疾患になっている人100名と，まだ心疾患になっていない人1900名について，Ⓐにさかのぼって喫煙していたかどうかを調べたらどうなるかな？

しまりす：うーんと，心疾患になっている人 100 名のうち 70 名は喫煙してて，30 名は喫煙していないんじゃないですか．心疾患になっていない 1900 名の人たちも，760 名は喫煙してて，1140 名は喫煙していないですよね．だって対象者がおんなじなんだから．

先　生：いいところに気がついたね．ということは，対象となる 2000 名全員について Ⓐ から Ⓑ の期間の状況を調査すれば，Ⓐ から研究をはじめても，Ⓑ から研究をはじめても最初の表とおなじ結果がえられる，っていうわけさ．

しまりす：そんなのあたりまえじゃない，ぷーっ．

先　生：あっ，毛づくろいがはじまった．そのあたりまえのことをやっているのが「後ろ向き研究」なんだよ．2000 名の対象者全員を Ⓑ で心疾患になっているかどうかで 2 つにわけて，心疾患になっている人 100 名となっていない人 1900 名を Ⓐ にさかのぼって喫煙していたかどうか調べるんだから，Ⓑ から Ⓐ への時間の流れも，心疾患から喫煙という因果関係の方向も Ⓐ←Ⓑ という後ろ向きに動いているんだ．

しまりす：そうだったんですか，因果関係の方向も時間の流れも後ろ向きだから後ろ向き研究，研究の姿勢や歩き方ではない，と．

先　生：よけいなことまでメモしないように．

しまりす：後ろ向き研究といっても特別なことをしているわけではなく，前向き研究とおなじことを調べているんですね．

先　生：そういうこと．それから後ろ向き研究にはもうひとついい点があるんだ．Ⓑ で心疾患になっていない人は 1900 名

だけど，心疾患になっている人は100名しかいないから，バランスが悪いよね．心疾患になっていない人はもっと少ない数を調べるだけで十分かもしれないね．それで，心疾患になっている人は100名全員調べることにして，心疾患になっていない人も19分の1の100名だけを調べることにしてみようか．

心疾患になっている人を「ケース」，心疾患になっていないひとは「コントロール」といって，こういう研究のことは「ケース・コントロール研究」ともいいます．Ⓑで心疾患になっていない人1900名からコントロールをランダムに100名選ぶとこういう結果になります．

喫煙と心疾患の後ろ向き研究

喫煙状況	心疾患状況		合計
	あり	なし	
あり	70	40	110
なし	30	60	90
対象者数	100	100	200

しまりす：それでは，この結果でわたしがリスク比を計算してみせましょう．喫煙グループでは110名中70名が心疾患になっているからリスクは63.6％，非喫煙グループでは90名中30名だからリスクは33.3％，だからリスク比は1.9と，あらっ，前向き研究のときの3.3とだいぶ違いますが……．

先　生：しまりすくん，そりゃあだめだよ．コントロールの人たち100名は全体の19分の1だから，この表を横に足しち

ゃだめなんだ.

しまりす：チュー，それを先にいってくださいよ，横に足しちゃだめならそもそも「合計」なんて欄を作らなければいいのに.

先　生：ごめんごめん，「対象者数」欄と「合計」欄で区別したつもりだったんだけど，最初から合計欄はとっちゃえばよかったね.

しまりす：でも，さっきの2000名の対象者全員を調べたときは，後ろ向きでもリスクを計算できましたけど，このケースとコントロール100名ずつの結果ではリスクが計算できないってこと？　そしたらリスク差もリスク比も計算できないから，定量的になんちゃら，って偉そうなこといってもだめじゃないですか.

先　生：そうなんだ，心疾患になっていない人たちから選んだ一部のコントロールだけを調べると，グループ別のリスクとかは計算できなくなっちゃうんだ．でもね，オッズ比は計算できるんだよ.

しまりす：どして？　だって喫煙グループのオッズ70：40は，イベントが起きる確率と起きない確率の比じゃないですよ.

先　生：ああ，そっちのオッズじゃなくてね，今度はケースのグループで喫煙していたかどうかのオッズ70：30と，コントロールグループで喫煙していたかどうかのオッズ40：60を求めて，その比をとると……．

しまりす：えーと，70÷30を40÷60で割るんですね，3.5ですが.

先　生：どうだい，前向き研究のオッズ比とおなじになっただろう．

しまりす：あれ，ほんとだ，またまたしまりすマジック．

先　生：マジックじゃないし，しまりすくんは関係ないだろ．心疾患の発生から表の横向きに計算するオッズ比と，喫煙の有無から表のたて向きに計算するオッズ比は必ず等しくなります．だから，後ろ向き研究で，たとえ前向き研究の全対象者の一部しか調べていない場合でも，オッズ比は計算できるってわけ．

しまりす：ふーん，じゃあさ，いちいちリスク比なんか計算しないで，前向きでも後ろ向きでもみんなオッズ比を計算すればいいじゃないの．そうすれば全部の研究がオッズ比だけですんじゃうよ．いやあー，われながら統計のセンスのよさにまいっちゃうなあー．

先　生：しまりすくんだけじゃなくって，疫学や統計をやっている人の中にもそういう人はいるんだけどね．

しまりす：ほぉー，世の中にはセンスのいい人っているもんですね．

先　生：（無視して）はぁ，ま，ちょっとこの表をみてよ．

かぜのランダム化試験

	かぜ		合 計
	治 る	治らない	
ヨクナール	42	8	50
偽ヨクナール	33	17	50
合 計	75	25	100

　かぜをひいている人に，しまりすくんの好きなヨクナールを飲むか，ヨクナールとそっくりなんだけど有効成分が入っていない偽ヨクナールを飲むかをランダムに決めて比較した結果です．

しまりす：ヨクナールはよく効きますよ．

先 生：しまりすくんには効かなかったでしょ．ともかく，この表のデータを使ってリスク比とオッズ比を計算するとこうなります．

リスク比とオッズ比

- リスク比 $= \dfrac{42}{50} \div \dfrac{33}{50} = \dfrac{42 \times 50}{33 \times 50} = 1.3$
- オッズ比 $= \dfrac{42}{8} \div \dfrac{33}{17} = \dfrac{42 \times 17}{8 \times 33} = 2.7$

しまりす：あれれっ先生，リスク比でみると1.3倍でほとんどなおってないけど，オッズ比でみると2.7倍もなおってますよ．

先 生：そうだね，だけどそのオッズ比の解釈は間違ってるよ．しまりすくんはオッズ比をみて「2.7倍なおってる」と解釈

しているけど，それはリスク比の意味でしょう．オッズ比がリスク比とよく似た値になるのはどんなときだったっけ？

しまりす：ごそごそ，「だから，対象者全員の人数と心疾患にならなかった人数があんまり違わない，つまり心疾患の発生頻度が小さければいいんだけど，そのときにはリスク比とオッズ比はよく似た値になるってことだね．」

先　生：この間のところを読むなよ．

しまりす：まあそういうことですよ．

先　生：ふー，落ち着け落ち着け．かぜがなおっちゃう人の割合はヨクナールで84％，偽ヨクナールでも66％と高いからね．こんなときにはオッズ比は解釈できないんだ．だから，いつもオッズ比を使えばいいってもんじゃないんだよ．やっぱり前向き研究では，リスク差やリスク比を報告しないとね．

しまりす：はーい．

先　生：っんとに，返事だけは．

しまりす：いやー，でも後ろ向き研究，あなどれないですね．

先　生：そうなんだよ．発生頻度の小さい病気を研究しようと思ったら，前向きのコホート研究ではたくさんの人たちを対象にしないとなかなか病気が発生しないけど，いまその病気をもっている人はたくさんいるはずだから，発生頻度の小さい病気ほど後ろ向きのケース・コントロール研究が威力を発揮するんだ．

しまりす：なるほど，そうだったんですか．

先　生：ケース・コントロール研究ではオッズ比しか計算できないけど，発生頻度の小さい病気だったらリスク比とおなじ

ように解釈もできるしね.
しまりす：一石二鳥じゃないですか. あれっ, ちょっとまってくださいよ,「Ⓑで心疾患になっている人」って, ごそごそ, あ, やっぱり. こないだやった有病状況じゃないですか. これじゃあ発生状況じゃないから前向き研究とおなじにはならないんじゃないですか.
先　生：おっ, いいところに気がついたね, そうなんだよ. ケース・コントロール研究では有病ケースを調べることになるから, そのときの喫煙状況なんかを調査してはぜったいだめで, 必ずⒶまでさかのぼって調べないといけないんだ.
　それでも亡くなった人だと過去の喫煙状況を正確に調べるのは難しいし, 普通の人だって5年とか10年も前の喫煙状況とか食生活をちゃんと憶えているかどうかは怪しいよね. だから, ケース・コントロール研究を行うときは, コホート研究よりも「バイアス」が入らないように工夫しないといけないんだ.
しまりす：ふーん, けっこうおもしろいですね. ぼく, がぜん勉強意欲に燃えてきちゃったなあ. よーし, やるぞー, ここはコーヒーもおいしいし, 勉強がはかどりそうだよ.
先　生：あのねえ, きみもう帰って……, 待てよ, しまりすくんがここで勉強している間は地球は安泰ってことだよな…….
しまりす：先生, なににんまりしてるの.
先　生：あ, いやいやなんでもないよ, こっちのことこっちのこと. あー, しまりすくん, この机はこれからも使っていいから, しばらくここで勉強していきなさい.

しまりす：ああ，先生，とうとうぼくの才能を認めてくれたんですね，うるうる，ありがとうございます．よっしゃー，やるぞー地球征服．

こうして地球はひとりの医療統計家の手によって救われた．
(当面の間だが．)

しかし，いつ第2，第3の宇宙怪人しまりすが地球を征服しにくるともかぎらない．手をこまねいてそのときを待つわけにはいかないのだ．さあ，きみもいますぐ京都で医療統計学を勉強しよう．しようったらするの！

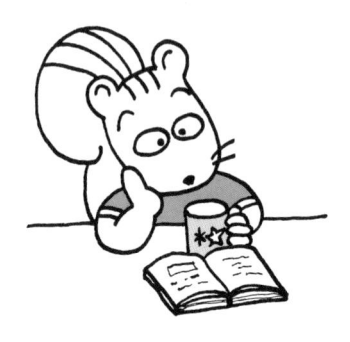

あとがき

　もう10年くらいも前のことです．わたしの妻，恵子さんは当時，医療統計関係の研究室にいながらなぜか生命倫理の研究をしていたのですが，もちろんまわりにいる人たちはみな統計，統計，統計，な毎日なわけです．それで統計アレルギーの恵子さんはある日，頭にきて，

「医療統計が大事なことはわかるけど，話を聞いてもちっともわけがわからないし，勉強しようと思ってもろくな教科書はないから，医療統計をしらない〈宇宙怪人しまりす〉というのがやってきて医療統計を一から勉強する，という本をあなた書きなさい」

といいました．なにをくだらないこといってんの，そんなもの書いてるひまありませんよ，と当時はまったく取り合わなかったのですが……．

　2000年に京都大学に日本に初めて公衆衛生専門大学院ができて，わたしは医療統計学の研究室の担当となりました．京都に来る前は文部科学省の統計数理研究所というところで医療統計の研究をしていました．京都に来てしばらくすると，その統計数理研究所の坂元慶行先生から「"ESTRELA"という雑誌に，『統計数理はいま』という連載をみんなで書いているので，次はあんたが書け」という命令がありました．はてさてどうしようかと考えているときにふと思いついたのが，そうです，「宇

宙怪人しまりす」です．"ESTRELA"は主に官庁統計に関係されている方が読まれる雑誌のようで，それまでの「統計数理はいま」の内容もなにやら難しい統計の解説でしたので，「お堅い解説を書かないと坂元先生に怒られるかな」，とも思ったのですが，「いやいや，そもそもわたしに連載を頼む坂元先生が悪いんだ」と気を取り直して「宇宙怪人しまりす」を連載することにしました．

そして"ESTRELA"には2003年1月から6月まで，この本の1章から6章にあたる部分を連載しました．その後，連載分に少し手を入れ，発案者である恵子さんにはしまりすくんのイラストを書いてもらい，さらにいくつかの章を書き加えてできあがったのがこの『宇宙怪人しまりす　医療統計を学ぶ』です．

統計は学校の算数や数学の授業でもまともに取り上げられることはなく，ほとんどの人は統計が世の中の役に立っている，なんて思っていないでしょうし，ましてや「医療統計」といって健康や医療という身近でとてもだいじなことの役に立っている分野があるなんて夢にも思っていませんよね．わたしも大学院に進むまで，医療統計なんて名前も聞いたことがありませんでした．

でも病気の原因を調べたり，新しいくすりや健康増進の方法を開発するという公衆衛生上の問題に答えるためには，たくさんの方からさまざまな情報を適切な計画のもとに集め，解析する必要があります．当然，そのためには統計的な考え方が不可欠で，医療統計学が発展してきたわけです．こんなにも役に立つおもしろい医療統計学が，ほとんどしられていないのはとて

も残念です．

　できるだけ多くの，高校生，大学生のみなさんに「へーっ，医療統計っておもしろいんだ」ということをしってほしいですし，もし万が一ひょっとして医療統計を研究してみたいと興味を持った方は，先生の研究室のホームページ(http://www.kbs.med.kyoto-u.ac.jp/)をのぞいてみてください．

　しまりすくんが京都であなたを待っているかもしれませんよ．

　2005 年 11 月

　　　　　　　　　　　　　　　　　　　　　　　　佐藤俊哉

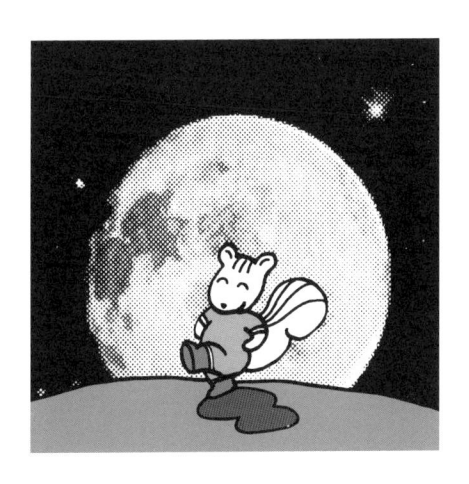

佐藤俊哉

1959年生まれ．保健学博士．東京大学医学部保健学科疫学教室助手，統計数理研究所助教授を経て，2000年より京都大学大学院医学研究科社会健康医学系専攻医療統計学教授．
医療統計一筋．
共著書に『多変量解析の展開』(統計科学のフロンティア5，岩波書店)，『これからの臨床試験』(朝倉書店)など．

岩波 科学ライブラリー 114
宇宙怪人しまりす　医療統計を学ぶ

	2005年12月6日　第1刷発行 2022年12月15日　第16刷発行
著　者	佐藤俊哉（さとうとしや）
発行者	坂本政謙
発行所	株式会社　岩波書店 〒101-8002 東京都千代田区一ツ橋2-5-5 電話案内 03-5210-4000 https://www.iwanami.co.jp/
印刷 製本・法令印刷　カバー・半七印刷	

Ⓒ Toshiya Sato 2005
ISBN 4-00-007454-7　　Printed in Japan

岩波科学ライブラリー〈既刊書〉

小澤祥司 281 **メタボも老化も腸内細菌に訊け!** 定価 1430 円	癌の発症に腸内細菌はどこまで関与しているのか? 関わっているとしたら、どんなメカニズムで? 腸内細菌叢を若々しく保てば、癌の発症を防いだり、老化を遅らせたり、認知症の進行を食い止めたりできるのか?
井田喜明 282 **予測の科学はどう変わる?** 人工知能と地震・噴火・気象現象 定価 1320 円	自然災害の予測に人工知能の応用が模索されている。人工知能による予測は、膨大なデータの学習から得られる経験的な推測で、失敗しても理由は不明、対策はデータを増やすことだけ。どんな可能性と限界があるのか。
中村 滋 283 **素数物語** アイディアの饗宴 定価 1430 円	すべての数は素数からできている。フェルマー、オイラー、ガウスなど数学史の巨人たちがその秘密の解明にどれだけ情熱を傾けたか。彼らの足跡をたどりながら、素数の発見から「素数定理」の発見までの驚きの発想を語り尽くす。
グレアム・プリースト/菅沼聡、廣瀬覚訳 284 **論理学超入門** 定価 1760 円	とっつきにくい印象のある〈論理学〉の基本を概観しながら、背景にある哲学的な問題をわかりやすく説明する。問題や解答もあり。好評『〈1 冊でわかる〉論理学』にチューリング、ゲーデルに関する二章を加えた改訂第二版。
傳田光洋 285 **皮膚はすごい** 生き物たちの驚くべき進化 定価 1320 円	ボロボロとはがれ落ちる柔な皮膚もあれば、かたや脱皮でしか脱げない頑丈な皮膚。からだを防御するだけでなく、色や形を変化させて気分も表現できる。生き物たちの「包装紙」のトンデモな仕組みと人の進化がついに明らかになる。
海部健三 286 **結局、ウナギは食べていいのか問題** 定価 1320 円	土用の丑の日、店頭はウナギの蒲焼きでにぎやかだ。でも、ウナギって絶滅危惧種だったはず……。結局のところ絶滅するの? 土用の丑に食べてはいけない? 気になるポイントをQ&Aで整理。ウナギと美味しく共存する道を探る。
藤田祐樹 287 **南の島のよくカニ食う旧石器人** 定価 1430 円	謎多き旧石器時代。何万年もの間、人々はいかに暮らしていたのか。えっ、カニですか……!? 貝でビーズを作り、旬のカニをたらふく食べる。沖縄の洞窟遺跡から見えてきた、旧石器人の優雅な生活を、見てきたようにいきいきと描く。
中嶋亮太 288 **海洋プラスチック汚染** 「プラなし」博士、ごみを語る 定価 1540 円	大洋の沖から海溝の底にまで溢れかえるペットボトルやポリ袋、生き物に大量に取り込まれる微細プラスチック。海洋汚染は深刻だ。人気サイト「プラなし生活」運営者でもある若手海洋研究者が問題を整理し解決策を提示する。

	藤井啓祐	量子コンピュータを取り囲む環境は短期間のうちに激変した。そのからくりとは何か。いかなる歴史を経て現在に至り、どんな未来が待ち受けているのか。気鋭の若手研究者として体感している興奮をもって説き明かす。
289	**驚異の量子コンピュータ** 宇宙最強マシンへの挑戦	
	定価 1650 円	
	笠井献一	糖といえばエネルギー源。しかし、その連なりである糖鎖は、情報伝達に大活躍する。糖はかしこく、おしゃべりなのだ！ 外交、殺人、甘い罠。謎多き生命の〈黒幕〉、糖鎖の世界をいきいきと伝える、はじめての入門書。
290	**おしゃべりな糖** 第三の生命暗号、糖鎖のはなし	
	定価 1320 円	
	ケネス・ファルコナー／服部久美子訳	どれだけ拡大しても元の図形と同じ形が現れて、次元は無理数、長さは無限大。そんな図形たちの不思議な性質をわかりやすく解説。自己相似性、フラクタル次元といったキーワードから現実世界との関わりまで紹介する。
291	**フラクタル**	
	定価 1650 円	
	髙木佐保	「何を考えているんだろう？ この子…」ネコ好きの学生が勇猛果敢にもその心の研究に挑む…．研究のきっかけや実験方法の工夫、被験者（？）募集にまつわる苦労話など、エピソードを交えて語る「ニャン学ことはじめ」。
292	**知りたい! ネコごころ**	
	定価 1320 円	
	宮内 哲	ヒトの脳波の発見者ハンス・ベルガー（1873－1941）．20 年以上を費やした測定の成果が漸く認められた彼は、一時はノーベル賞候補となるもナチス支配下のドイツで自ら死を選ぶ。脳の活動の解明に挑んだ科学者の伝記。
293	**脳波の発見** ハンス・ベルガーの夢	
	定価 1430 円	
	井田徹治	海水温の上昇、海洋酸性化、プラスチックごみ、酸素の足りないデッドゾーンの広がり、漁業資源の減少など、いくつもの危機に海は直面している。環境問題の取材に長年取り組んできた著者が、最新の研究報告やルポを交えて伝える。
294	**追いつめられる海**	
	定価 1650 円	
	時本真吾	なぜ言葉になっていない話し手の意図を推測できるのか？ なぜわざわざ遠回しな表現をするのか？ 会話の不思議をめぐり、哲学・言語学・心理学の代表的理論を紹介し、現代の脳科学にもとづく成果まで取り上げる。
295	**あいまいな会話はなぜ成立するのか**	
	定価 1320 円	
	山内一也	ウイルスにとって、人間はとるにたらない存在にすぎない——ウイルス研究の泰斗が、ウイルスと人間のかかわりあいを大きな流れの中で論じる。旧版に、新型コロナウイルス感染症を中心とする最新知見を加えた増補改訂版。
296	**新版 ウイルスと人間**	
	定価 1320 円	

定価は消費税 10% 込です．2022 年 12 月現在

岩波科学ライブラリー〈既刊書〉

297 医療倫理超入門
マイケル・ダン, トニー・ホープ／児玉聡, 赤林朗訳
定価 1870 円

医療やケアに関する難しい決定を迫られる場面が増えている. 医療資源の配分や安楽死の問題, 認知症患者のどの時点での意思を尊重すべきか…. 事例を交え医療倫理の考え方の要点を説明する.『〈1冊でわかる〉医療倫理』の改訂第二版.

298 電柱鳥類学
スズメはどこに止まってる？
三上 修
定価 1430 円

電柱といえば鳥, 電線といえば鳥. でも, そこで何をしているの？ カラスは「はじっこ派」？ 感電しないのはなぜ？——あなたの街にもきっとある, 鳥と電柱, そして人のささやかなつながりを, 第一人者が描き出す.

299 脳の大統一理論
自由エネルギー原理とはなにか
乾 敏郎, 阪口 豊
定価 1540 円

脳は推論するシステムだ！ 神経科学者フリストンは,「自由エネルギー原理」によって知覚, 認知, 運動, 思考, 意識など脳の多様な機能を統一的に説明する理論を提唱した. 注目の理論を解説した初の入門書.

300 あなたはこうしてウソをつく
阿部修士
定価 1430 円

なぜウソをつく？ ウソを見抜く方法はある？ ウソをつきやすい人はいる？ ウソをつきやすい状況は？ ウソをつくとき脳で何が起きている？ 人は元来ウソつきなのか, 正直なのか？ 心理学と神経科学の最新知見を紹介.

301 次なるパンデミックを回避せよ
環境破壊と新興感染症
井田徹治
定価 1430 円

人間が引き起こしてきた環境問題が, 近年加速している動物由来感染症のパンデミックの背景にある. その関連性を, 著者自身のルポや最新の研究報告, 識者の発言を交えて解き明かし, 正しい未来を作り直す術を提言する.

302 子どもの算数、なんでそうなる？
谷口 隆
定価 1540 円

子どもの突拍子もない発想や間違いの奥には何があるのだろう. 数学者である父親が, わが子と算数を考えることを楽しみながら, 子どもの頭の中で何が起きたのかを推理する. 学びとは何かを深く問いかけるエッセイ.

303 深層学習の原理に迫る
数学の挑戦
今泉允聡
定価 1320 円

第三次人工知能ブームの中核的役割を果たす深層学習は, 様々な領域に応用される一方, 「なぜ優れた性能を発揮するのか」ということは分かっていない. 深層学習の原理を数学的に解明するという難題に, 気鋭の研究者が挑む.

304 名随筆で学ぶ英語表現
寺田寅彦 in English
トム・ガリー, 松下 貢
定価 1430 円

現代的視点をもって, 数多くの名随筆をうみだした物理学者・寺田寅彦. 「茶碗の湯」など五編が英文となってうまれかわる. 熟語, 構文から科学的読み解きまで, 充実した解説で科学の心と自然な英語表現が身につく.

定価は消費税10%込です. 2022年12月現在